大字版

让高血压低头

洪昭光 著

U0316381

中国盲文出版社

图书在版编目（CIP）数据

让高血压低头（大字版）/ 洪昭光著；
—北京：中国盲文出版社，2013.5
ISBN 978－7－5002－4284－0

Ⅰ.①让…　Ⅱ.①洪…　　Ⅲ.①高血压—防治
Ⅳ.①R212

中国版本图书馆 CIP 数据核字（2013）第 091048 号

让高血压低头

著　　者：洪昭光
出版发行：中国盲文出版社
社　　址：北京市西城区太平街甲 6 号
邮政编码：100050
印　　刷：北京汇林印务有限公司
经　　销：新华书店
开　　本：787×1092　1/16
字　　数：120 千字
印　　张：14.75
版　　次：2013 年 6 月第 1 版　2017 年 3 月第 3 次印刷
书　　号：ISBN 978－7－5002－4284－0/R・673
定　　价：25.00 元
编辑热线：（010）83190226
销售服务热线：（010）83190289　83190292　83190297

前　言

改革开放使我国的经济得到了迅猛的发展，人民生活水平有了显著提高，也可以说社会物质文明得到了发展。同时，高血压、冠心病等慢性病的患病人数和发病率也显著增加，因此有人把这些病称为"文明病"。这种说法有一定程度的误导之嫌。事实上，人们罹患这些病的诸多因素中，有些表面上看确实是因为物质生活改善造成的。比如，20 世纪 80 年代以前，大家手里的钱很少，我们日常生活中肉、蛋等脂肪类食品都是限量供应的，根本不够吃。现在却不同了，物资非常丰富，想吃什么，不仅在哪儿都能买到，而且大部分家庭都能买得起。于是，人们可以大鱼大肉，天天似过年，饮食摄入高脂肪、高热量；而运动减少，体重超标，自然增加了患病的几率。而从另一方面看，精神文明程度不够高，广大群众接受健康教育的机会少，科学的健康生活知识掌握不够，也是这些慢性病发病率居高不下的原因。如果我们掌握了科学的健康知识，有了健康的生活方式，那么这些疾病的发病率就会大幅度下降。以美国的白领和蓝领为例，白领地位高、钱多、生活好，同时他们受教育程度高，健康知识多，自我保健意识强，因此他们的患病率明显比蓝领少，这就充分说明这些慢性病不是"文明病"，而是"不文明病"。

我国高血压、心血管病这些慢性病越来越多，主要原因是健康教育不够普及，健康知识没有跟上物质文明的发展。美国有个研究报告说，健康的生活方式能使高血压的发病率减少55%，脑卒中减少75%，可见知识的力量，因此说"知识就是健康"。

健康是什么呢？早在1953年，世界卫生组织就旗帜鲜明地提出"健康就是金子"的口号，旨在呼吁人们重视预防，重视健康，要像对待金子一样，珍爱生命。实际上，健康比金子还重要。因为健康一旦失去，就像黄河之水，"奔流到海不复回"，再先进的高科技也不能使受损的机体恢复到和原来一样，而金子却可以"千金散尽还复来"。1999年11月，在美国亚特兰大召开了第72届美国心脏学会年会，有3万名世界各地的代表参加，收到论文

13509篇，但最使人难忘的是大会主席即美国心脏学会主席的开幕词及会议强调的精神："等病人得病后再找医生，医生能给予病人的帮助已经很有限了。即使治好了，病人也不能恢复到和病前完全一样。"因此，最好的医生是不让人得病的医生，提出了"超越二级预防"的概念，不是坐等病人发病后进行治疗和二级预防，而是要主动找出具有危险因素的高危病人，认真进行一级预防使他们不发病。比如，早期筛查高血压、高血脂、糖尿病，预防心、脑、肾并发症或更早地预防上述危险因素，使预防的观念更积极、更有力，成为真正的"上医治未病"（高明的医生，在人未生病时就预防，使人不得病），造福人类。大会展厅里有足球、篮球、网球，还有各式美味可口的健康食品及食物仿真模型、烹饪手册。更令人感动的是，开会当天全市有无数家庭举家走上街头，参加群众性跑步健身运动，万人空巷，热闹非凡，媒体也大造舆论，以期助兴。举办者还给每一位参加跑步者发 T 恤衫和食品作为奖励。学术会议不再是少数人冷冷清清的交流，科研成果亦不再是幻灯片上简单的数字罗列。提倡科学的生活方式不光是写在纸上、挂在墙上的口号，而是变成广大民众实实在在的行动，走进了千家万户，成为千百万人的自觉行动，这才是真正意义上的科学。

健康有三个很明显的特点：

第一，健康知识人人需要。它不像其他有些知识，你可以不需要，健康知识是不论男女老少、不管什么职业都需要的，如果没有健康知识，人一生中就会遇到很多麻烦，很多简单的事就会变得很复杂，所以健康知识人人需要。

第二，健康面前人人平等。哪怕你是富豪、皇帝，如果不遵循健康规律，你活的寿命比百姓还要短，死得还要快。在健康面前，财富、地位、权力都无济于事。要顺应客观规律，"聪明"人才能一生平安。对健康来说人人平等，只要你违背了客观规律，你就要受到惩罚。

第三，健康不能一蹴而就。注意健康，必须从年轻时候就细水长流、精心保养。另外，我们好多人觉得心肌梗死、脑卒中是突然发生的，其实不然。所有的心肌梗死、脑卒中发病都不是对健康人无中生有的突袭，而是全身动脉粥样硬化渐变的必然结果。动脉硬化是一种植根于青少年、发展于中年、发病于中老年的慢性病，看起来它是突然发生的，实际上是慢慢地发展形成的。最后发病危及心脏、大脑、肾脏。因此，健康变化这三个特点非常重要。

如果我们能很好地按照科学、文明的生活方式，用健康卫生知识来充实自己，那么，我们每个人一定会按照自然规律，"健康七八九，百岁不是梦"，就是说人到 70 岁还很健康，80 岁、90 岁生活质量仍较高，活到 100 岁也不是一个梦想。在现代的科技条件下，人们完全可以在明媚阳光下，健康享受每一天，怀着希望步入人生百岁，使其成为生命的自然进程，而不再是奢望，就像清清山泉，弯弯曲曲，最终汇入大海一样自然。

目　录

第三部分　高血压防治篇

第四部分　高血压治疗篇

第六部分　高血压疾病篇

百病之首——心血管病

附录二　保健养生新观念

第一部分

高血压了解篇

高血压是一种常见病、多发病，严重影响了大众的健康和生活质量；它又是引起冠心病、脑卒中、肾功能衰竭的最危险因素。随着人们生活水平的不断提升和工作节奏的加快，高血压的发病率呈逐年上升的趋势，人们的身体也受到越来越多的侵害。那么高血压真的那么可怕吗？高血压都有哪些特点？影响高血压的因素又有哪些？等等。下面，我就这些问题对高血压作个简单介绍。

血压的定义

血压是指血液在血管内流动时，对血管壁产生的单位面积的侧压力。由于血管分动脉、毛细血管和静脉，所以，也就有动脉血压、毛细血管压和静脉血压。通常说的血压是指动脉血压。

血压通常以毫米汞柱（mmHg）表示，近年来在我国曾一度实施了法定单位千帕（Kpa）。1毫米汞柱＝0.133千帕，也就是7.5毫米汞柱＝1千帕。换算口诀：千帕换算成毫米汞柱，原数乘30除以4；毫米汞柱换算成千帕，原数乘4除以30。

血压常使用血压计测定，血压计以大气压为基数。如果测得的血压读数为90毫米汞柱（12千帕），即表示血液对血管壁的侧面压力比大气压高出12千帕（90毫米汞柱）。

血压形成的原理

人体的循环器官包括心脏、血管和淋巴系统，它们之间相互连接，构成一个基本上封闭的"管道系统"。正常的心脏是一个强有力的肌肉器官，就像一个水泵，它日夜不停有节律地搏动着。心脏一张一缩，使血液在循环器官内川流不息。

血管内的血液，犹如自来水管里的水一样，水对水管的压力，犹如血液对血管壁的压力。水的压力取决于水塔里水的容量和水管的粗细。水塔里的水越多，水管越细，水对水管壁的压力就越大，反之亦然。血压也是如此，当血管扩张时，血压下降；血管收缩时，血压升高。影响血压的因素即动脉血压调节系统，主要通过增减血容量，或扩缩血管，或两者兼而有之，使血压发生变化。当心脏加强收缩射血时，动脉内的压力最高，此时压力称为收缩压，也称"高压"；心脏舒张回血时，动脉弹性回缩产生的压力称为舒张压，又叫"低压"。

高血压的分类

根据引起高血压的原因，高血压可分为原发性高血压和继发性高血压两大类。

1. 原发性高血压

原发性高血压血压升高的原因尚不完全清楚，故称为原发性高血压，也叫高血压。它是一种以动脉血压升高为特征，伴有血管、心脏、脑和肾功能性或器质性异常改变的全身疾病。根据统计，有90％～95％的高血压病人属于原发性高血压。原发性高血压是心血管疾病中最常见的一种慢性病。

2. 继发性高血压

继发性高血压是由于某些疾病在其发展过程中产生的，原发疾病治愈后，血压也就随之下降。所以，这种高血压又称为症状性高血压，占全部高血压患者的 5%～10%。患慢性肾炎、肾动脉狭窄、嗜铬细胞瘤等病症都会出现血压升高的症状。

高血压的特点

1. 危害很严重

高血压的危害是所有疾病中危害最普遍、最严重的。国外有一个研究：得了高血压，不经治疗、不吃药，让它自然发展，三至五年中已出现了部分心、脑、肾的损害，结果这组病人平均患病年龄为32 岁，死亡年龄为 51 岁，也就是说发现高血压后不吃药、不经任何治疗，平均才活了 19 年就去世了；而没有高血压的人能活到 71 岁，有高血压的才活到 51 岁，"高血压"这三个字等于病人要少活 20年，严重影响了健康和生活质量。不过高血压又是可以防治的。1992 年世界卫生组织前总干事中岛宏博士讲过，全世界每年死于心血管病的人达 1200

万，在各项死因中占第一位，但如果采取有效的预防措施就可以减少600万人的死亡。

2. 高血压的三高三低

中国高血压还有"三高"、"三低"的特点。"三高"是指：第一，患病率高，1991年全国有高血压病人9000万，并以每年350万人的速度增加，到1998年年底已经到了1.1亿人，每3个家庭中平均有1个高血压患者，或者说每11个人就有1个高血压患者。第二，死亡率高，高血压以及心血管病在全国人口死因中占41％，肿瘤占16％，在北京患心脑血管病死亡的占53％。第三，残疾率高，脑卒中事件的幸存者常留下半身不遂、痴呆等，目前全国有600万人。因此，高血压可以说是患病率很高，死亡率很高，致残率很高，对国家、对单位、对社会和家庭造成很大的负担和痛苦。著名心血管病专家吴英恺教授（中科院院士）说："高血压是危害中国人民健康的最大敌人。"这绝不是危言耸听。

"三低"中，第一是知晓率低，就是说有许多人是不知道自己患有高血压的。在全国普查中发现，高血压病人知道自己有高血压的不到一半，这很危险。第二是服药率低，知道高血压但不按医生

5

要求去吃药，服药率不到12.5%；而经服药控制到合理血压者就更低了，仅为2.9%。许多人常有种误区：高血压不算什么病，总担心终身服药对身体会有影响。其实，这是知识和意识的落后。可以说在坚持和有效控制服药方面我们比发达国家差得多。在发达国家，高血压病人的服药率很高。一位哲人曾经这样说过："进步需要代价，但落后和无知的代价更大。"面对人口老龄化的加速，面对日益增多的心脑血管病人，面对提前死亡衰老的"文明病"浪潮，许多人感到困惑不解，而又无能为力，尽管科学已证明，"文明病"的真正根源恰恰是不文明的生活方式。由于医疗资源有限，现在看病就诊还存在诸多不便，排队、挂号、取药，至少半天，药费也贵，因而大多数人希望能少花钱、更方便地获得健康，选择非药物疗法和健身运动自然成了人们的追求。第三是有效控制率低。没有正规吃药，或者虽然是吃了药，但血压并未控制到正常水平，在1991年全国调查中有效控制率还不到3%。也就是说中国高血压病人100个人里有97个人没有把血压控制到正常水平，90%以上是高于正常的状况，这就是以后发生脑卒中、心肌梗死机会多的原因了。

高血压的四个之"最"

（1）高血压历史最悠久，4000 年前埃及的木乃伊已经有动脉硬化，最近发现 5100 年前的一个冰人，也已经有周围动脉硬化。《黄帝内经》是中国古代最重要的一本医书，记载有"故咸者，脉弦也"，这 6 个字意思是爱吃盐的人，脉象就弦，用现在的话说即容易得高血压。

（2）流行最广泛，不分南北，到处都有，全世界约 6 亿人患高血压。

（3）隐蔽最深。

（4）危害最重，死亡率和致残率都是第一。

影响高血压的因素

高血压被称为无声杀手，这是由国外翻译过来的，原文是"slientkiller"——安静的（无声的）杀手。称高血压为杀手完全不过分，因为高血压导致冠心病、脑卒中，并造成死亡的病例确实是最多的，"杀手"的比喻是很形象的。为什么叫"无声的杀手"呢？因为高血压病人常常没有什么自觉症状，它是隐蔽发展的，有的人不头疼、不头晕、不难受，就这样无声无息地发展，以后突然某天暴发、死亡，所以它不像有些病，先感到痛苦，反而警觉了，没有症状的病总是特别危险。

哪些因素与血压升高关系密切？通过流行病学调查和研究，目前认为下列五项因素与血压高有关。

1. 遗传因素

许多临床调查资料表明，高血压多基因遗传，同一家庭高血压患者出现比较集中，一方面是因为他们有共同的生活饮食方式，但主要是有遗传因素存在。

2. 体重因素

体重与血压有高度的相关性。我国的人群研究结果无论从单因素或多因素分析，均证明体重指数偏高，是血压升高的独立危险因素。

3. 营养因素

过多的食盐、大量饮酒、膳食中过多的饱和脂肪酸或不饱和脂肪酸与饱和脂肪酸比值过低，均可使血压升高。

4. 吸烟

现已证明吸烟是高血压、冠心病的三大危险因素之一。

5. 精神因素和心理因素

调查发现，从事紧张程度高的职业，如司机、会计、统计员，其高血压患病率都比较高。说明高血压在从事注意力集中、精神紧张的工作，同时又缺少体力活动者中容易发生。

高血压应注意的三个趋势

1. 注意力前移

过去认为 140/90 毫米汞柱是高血压，120/80 毫米汞柱是正常。现在认为正常血压与高血压之间的这一部分人群，尤其是 130/85 毫米汞柱以上的人群属于易患高血压的高危人群。经 3 年随访，其中有高达 1/3 的人变成了高血压，即使未患高血压，他们也比 120/80 毫米汞柱的人更容易患冠心病和脑卒中。美国学者把他们称为高血压前期，欧洲学者称为正常高值。保护这部分人群，不让他们变成高血压已成为当务之急。他们是最容易受教育、受保护的，投入最少、收效最大，采用"四大基石"疗法，不用花什么钱，就可以使变成高血压的人减少1/2以上。而一旦变成高血压，则大多需要终身治疗，不仅耗费巨大，而且一部分将因心脑肾合并症致残致死，何不"今天缝一针，胜过明天缝十针"，"一两预防胜过一斤治疗"。

2. 更加重视联合用药

过去用药注意单种药，调查发现，高血压病人用一种药能控制的人不到1/2，1/2以上的人需要联合用药。在用药上，使用一些小剂量的复方用药，协同正作用，抵消副作用，使降压效果更强，副作用更小，成为新的趋势，是1＋1＝3或1＋1＝4的效果。所以小剂量复方制剂日益受高血压患者的欢迎。

3. 重视三个关键因素

经过长达20年的研究，发现防治高血压保护靶器官的三个关键因素：

（1）降压幅度。确实把血压降下来。

（2）降压的稳定程度。24小时内血压反复升降对靶器官是不利的，因此，短效应降压药尽量不用。

（3）降压的同时不要激动肾素血管紧张素系

统，使靶器官得到最理想的保护。许多长效药，都有这样的保护作用。

这三关把住了，不但降压的效果好，保护靶器官的效果也最好。

高血压是只真老虎，也是纸老虎

高血压是只真老虎，也是纸老虎，比其他心血管病都容易制服。据美国的研究报告，使高血压发病率减少55％的有效方法是：盐要少吃，体重要控制，运动要增加，烟酒要戒掉，心理要平衡。如果这样的话，我国高血压患者可以减少一大半。其实预防很简单，而且可减少很多人得病，减少很多意外，从这个意义上讲，高科技治疗远远不如预防好。

这里有一个例子，很值得深思：一个威尼斯富翁叫科尔纳多，他大吃大喝，荒淫无度，食睡无定时，35岁就已气息奄奄。许多医生认为他离死不远了，但有一位医生却持不同意见，他给科尔纳多开了一张健康生活制度表。科尔纳多严格遵守，结果又活了半个多世纪，而且还写了一本书叫《如何活到百岁》。

高血压病人更应该注意生活规律，按时作息，建立一种适合自己身体的生活制度。高血压病人在生活起居方面应注意以下几点：

　　（1）定时作息。合理安排生活，有足够的睡眠时间，使大脑的疲劳状态及时解除，从而使机体的新陈代谢降低，心跳减慢，周围血管舒张，血压就会相应降低。只要按时起床、进食、活动及就寝，按照自然"生物钟"的节律作息和活动，就能预防高血压并发症的发生。

　　（2）适应自然。人类生活在自然界中，与自然界的变化息息相关。人体要适应这些变化。在衣着方面，应根据不同季节，及时增减衣服；住房要阳光充足，防潮防湿，空气流通，有条件的宜在居所周围种些花草树木。

　　（3）注意清洁卫生。良好的卫生习惯是增进身体健康的重要因素。中国有句古话：黎明即起，洒扫庭院。又说要勤于沐浴。这就是教育人们要养成良好的卫生习惯。

　　（4）戒除不良习惯。高血压病人应戒烟，要尽量避免各种不良刺激因素，年龄在40岁以上的人，要控制高胆固醇饮食。纠正不良的生活习惯，才能够健康。

（5）节制性欲。和谐的性生活能使人感到心情愉快，精神饱满；放纵的性生活易造成身体乏力，精神萎靡不振，久而久之还可能引起早衰。性生活次数可根据每个人的生理状况和特点而定，中年以后可以数周一次，甚至数月一次。

从事脑力劳动的人得高血压的几率较大，所以要参加一定的体力劳动。劳动可增强体质，使肌肉和周围的血管舒张，并有利于消除大脑的疲劳，防止血压升高。

要培养乐观主义精神，保持健康向上的情绪，并经常参加集体的文娱活动和必要的、力所能及的体育活动。

已经得了高血压的人，只要治得早，使血压维持在较正常水平，那么由于血压过高而引起的小动脉硬化以及心脏、肾脏和脑血管的损伤就可避免，其发展的结果是良好的，病人仍可健康地生活和工作。如果发现较晚，治疗较迟，也不要过于忧虑，用了降压药物并采用其他有效措施，血压下降到一定水平，也能减轻对上述器官的损伤，阻止和延缓病情的发展。

早期发现，早期治疗

打败高血压这只纸老虎的最有效的武器是"早"——早期发现，早期治疗。早期发现的高血压，只需每日一片药，服几个月，有些人还可以逐步减量或停药；若等五六年后再治，则常需要合并用几种药，而且需长期，甚至终身服药；若等十余年再治，则常有合并症出现，难以康复，甚至致残、致死。

控制高血压很简单。一天一片药，减少脑溢血。真正的脑溢血要开颅、打洞、抽血，就是活了也是半身不遂。比较起来，我们还不如早点发现高血压，早点治疗。

高血压患者生活中需注意的事项

（1）正常血压是收缩压 140 毫米汞柱以下，舒张压 90 毫米汞柱以下。凡收缩压等于或高于 140 毫米汞柱，舒张压等于或高于 95 毫米汞柱，有二者之一即可被诊断为高血压，介于正常血压和高血压之间者为临界高血压。应定期进行血压测量。药物治疗也要持之以恒。

（2）饮食宜用低盐饮食，即食盐摄入量每天不超过 6 克。不吸烟、不喝酒。味精含钠的成分较高，亦应适当控制。

（3）穿戴不宜过紧，弯腰不宜过度，选择对体力负担不大的运动，如慢跑、快走、打太极拳、门球、交谊舞等。也可以按摩头部，先两手搓热，反复按摩 20 次～30 次，可促使血管平滑肌放松。

（4）定期检查血脂、血糖、尿常规等，控制高脂饮食，不吃动物的内脏食品，可常食用黑木耳、山楂等。肥胖者需控制体重，体重不应超过标准体重的 10％。

（5）人卧位换立位时不能太快，以防发生直立性低血压。

（6）应遵医嘱坚持服用降压药，避免突然停用降压药导致"停药反跳现象"。血压宜控制在安全范围内，最好自行经常监测血压，根据血压情况遵医嘱用药。伴有高血脂者，可服用降脂药。

（7）保持大便通畅。年长者注意避免剧烈运动。

（8）培养稳定而乐观的情绪，心平气和，避免激动。

（9）血液黏稠度稳定对高血压患者预防脑血栓

形成有一定意义。

（10）老年高血压患者应避免使用致抑郁的降压药物。

（11）对于临界性高血压，亦应定期随访观察，以决定是否用药。

（12）出现剧烈头痛、头晕、恶心、呕吐、心悸、胸闷、心前区痛、视力模糊等症状应及时就医。

第二部分

高血压知识篇

　　我国高血压、心血管病这些慢性病越来越多，主要原因是健康教育不够普及，健康知识没有跟上物质文明的发展。美国有个研究报告说，健康的生活方式能使高血压的发病率减少55％，脑卒中减少75％，可见知识的力量，正如英国哲学家培根说的那句名言——知识就是力量。

三个"半分钟"和三个"半小时"

不要小看这三个"半分钟"、三个"半小时"，它对我们的健康、长寿有非常重要的影响。如果能注意三个"半分钟"、三个"半小时"，避免两个三联症，可以说我们基本上能达到了健康老龄化。

人生分两阶段，60岁以前是第一个春天，60岁以后是第二个春天。人生第二个春天应该比第一个春天更辉煌、更美满、更幸福。因为第二个春天老年人经验更丰富、知识更渊博，已多不再为衣食、子女、名利操劳奔波。第二个春天要过得好，首先身体要健康，身体不健康什么都谈不上。

三个"半分钟"

什么叫三个"半分钟"呢？有一次美国科学家发现，很多病人白天挺好，夜里突然死了。奇怪，怎么会白天好好的，夜里就死了呢？后来才知道，是因为夜里起床太快，突然体位变化，造成体位性低血压，脑缺血，头晕、晕倒，甚至造成脑外伤，有的人脑缺血变为脑血栓，有的人突然心脏缺血，

18

变为心绞痛、心肌梗死，所以，经常有夜里体位突然变化而造成意外的，真不少。

而这种情况是完全可以避免的，夜里醒过来，在床上先躺半分钟，不要马上起来，坐起来后再等半分钟，两腿下垂半分钟，经过这三个半分钟，你再起床上厕所就没有问题了。注意三个半分钟，可以不花一分钱，减少或防止很多病人的猝死或发生意外。

三个"半小时"

我推荐的三个"半小时"是指：每天早上起来活动半小时；中午睡上半小时；晚上步行半小时。

每天早上起来运动半小时，打打太极拳，跑跑步，或者别的运动，但要因人而异，运动适量。

其次，在午休时睡上半小时，这是人体生物钟的需要。中午睡上半小时，下午上班精力特别充沛。午睡很重要，只要每天坚持午睡半小时，冠心病的病死率就会减少30％。因为午睡这段时间，血压处于一天中的低谷，心脏也因而得到保护。

所以大家要记住千万不要连续工作过长时间，一定要留一点儿休息的时间。曾经有一位副主任医师，为了参加一个国家级的会议赶写几篇文章，忙得不得了，因为过分紧张，过分劳累，心脏病突发，结果趴在办公桌上死了，才42岁，非常可惜。再忙，也要该活动的时候活动，该休息的时候休息。

三是晚上步行半小时，通过运动可使晚上睡得香，可减少心肌梗死、高血压的发病率。

避免两个三联症

避免两个三联症，世界各国都一样。

第一个三联症，是来寒流后的下雪天的第二天早上，"寒冷、劳累、清晨"致使冠心病、猝死发病率最高，上午6点到11点，是"魔鬼时间"，这时候心脏血管负担最大；另外，到了清晨，经过一夜休息代谢，排尿，体液浓缩，血液最黏稠，而这时又是最紧张的时候，起床，洗漱，不要迟到！交感神经最兴奋，血管收缩物质渐增，寒冷又加剧这种状况。此时心脏耗氧最多，血管中阻力大，高血压、心血管疾病患者就容易造成猝死事件，很危险！所以，冬天来寒流下雪后的第二天早上应格外小心。

第二个三联症，就是"饱餐、饮酒、兴奋（激动）"，易造成心肌梗死、心律失常。这组三联症最常发生在节日、聚会、宴会上，这三种因素都能独自增加心脏负担，增加耗氧，而老年人的心脏储备功能刚刚满足平时需要，如果合并存在，其合力作用则更可怕。如果在庆典、欢聚、节日宴会上，很容易产生合力造成"乐极生悲"，使欢乐相聚变成伤心的永别。

兔子、鸭子与动脉硬化

动脉硬化、冠心病、高血压是由多种内、外因互相作用而形成的。先讲一个内因的作用：人得病首先是由于个人机体素质的不同，有些人很容易得病，有些人就不容易得病；有些人天天吃肉，想吃鸡蛋就吃，想吃什么就吃什么，他也不胖，胆固醇也不高；而有些人，这个不能吃，那个不能吃，这个限量，那个限量，还胖，胆固醇还照样下不来，为什么呢？这就是自身因素的不同。在这里我举一个兔子、鸭子的实验。

兔子、鸭子与动脉硬化实验

用兔子做实验，小兔子应该吃萝卜、青菜，现在让兔子吃鸡蛋黄拌猪油，结果 4 个星期胆固醇就升高了，8 个星期动脉开始硬化，16 个星期就得冠心病了。而用鸭子做实验，也吃鸡蛋黄拌猪油，胆固醇就不升高，就不发生动脉硬化。很奇怪，兔子和鸭子吃同样的食物，为什么结果完全不一样呢？就因为兔子和鸭子的遗传因素不同，内因不同。人也一样，在同样的精神压力下着急、生气，人和人对压力的反应还不一样：有的人生气，血压升高、心跳加快；有的人生气，胃痛、吐酸水、溃疡病犯了；有的人生气，得糖尿病了；而更有的人生气，得恶性肿瘤，生癌了。我认识一个人，本来很正常，有一天他儿子骑自行车被撞了，脖子断了，高位截瘫，他着急，一生气 3 个月吃不下饭，连水都喝不下了，到医院检查发现是食管癌，手术中又发现不只是食管癌，连胃里都长癌了。还有的人生气后得了精神分裂症，当然也有的人生气不得病。这说明人与人不同，内因不同，所以对同样的事情反应也不同。

无法改变的三个因素

在心血管病的发病中，内外因都起着重要的作用。病人的三个固有因素改变不了。

第一，遗传因素。每个人都有不同的遗传特性，有人是肿瘤家族，有人是高血压家族，有人是糖尿病家族，有人是精神分裂症家族，有的则很健康。在美国，向保险公司投保，还要查家族史，比如有糖尿病、恶性肿瘤、50 岁左右就死亡的家族史的人，投保缴费高；如果爷爷、奶奶都活到 90 岁以上，那么投保缴费就降低。

第二，性别因素。动脉硬化男女有别，在 50 岁更年期以前，女性受卵巢雌激素的保护，动脉硬化很少，而男性就不行了。在北京市调查发现，50 岁以前，急性心肌梗死发病率男女比例接近 6∶1；50 岁以后，更年期的女性动脉硬化发展加快；到了 60 岁，男女比例是 3∶1；70 岁时，差不多男女比例相同。因此，女性在 50 岁之后应该在医生的指导下用小剂量雌激素，进行替代疗法，疗效非常好，没有什么不良反应。外国妇女跟中国妇女在 50 岁以前外形、体质差不多。50 岁至七八十岁，外国妇女补充雌激素，七八十岁还跑步、做体操、进行健美运动；在中国，女性50岁过后，到六七十岁，体形就很快变化，显得老态龙钟了，看起来衰老、肥胖、臃肿，不少人骨质疏松、容易骨折，很痛苦。为什么？因为我们国家的女性没有合理补充调节生理活性的药物。现在生活水平提高，越来越多的妇女注意到了这个问题。

第三，自然因素。即年龄因素，这个因素我们也控制不了。岁数越大，动脉硬化就越多。北京市调查冠心病事件发生率，35岁起，每增加10岁，发生率就达原来的3倍，如以35岁～44岁发生率为1，则45岁～54岁为3，55岁～64岁为9，65岁～74岁为27。也就是说随着年龄的增大，发病率迅速上升。

遗传因素我们改变不了，男女性别我们改变不了，年龄增长我们抗拒不了，此外，别的因素按现有的先进医学水平都可以影响和改变。第三个因素说明什么呢？岁数大了病自然就来了，因此还是一句老话："一寸光阴一寸金，寸金难买寸光阴。"所以"少壮要努力"，在年轻的时候要珍惜时间，重视健康，为社会多做有益的事。

兔子、鸭子与动脉硬化实验说明，动脉硬化、心血管病、高血压都是内因、外因相互综合作用的结果，我们要注意到内因不同，每个人得病概率不同。所以，可以解释，有些人生出来，胆固醇就相对较高。北京市小学生已有高血压患者，中学生已有患动脉硬化，一查家族史，爷爷高血压、爸爸心肌梗死，孩子才几岁血压就偏高。如果家族史中有诸多易患病的因素，就要格外小心！父亲高血压、心肌梗死，那么孩子应该更少吃盐，注意锻炼，避免肥胖。

在遗传因素上还有一个重要的个体差异。我们提倡吃淡一些，实际上吃盐以后，并不是每一个人血压都高，有1/3的人对盐敏感，吃盐后血压升高，2/3的人不敏感，吃盐后血压不高；胆固醇也一样，有的人一吃鸡蛋黄，胆固醇很快升上去了，有人吃多少也没事。在过去做过的饮食研究中，将美国兵和韩国兵对照，美国兵胆固醇高，韩国兵胆固醇低，后来换过来美国兵吃韩国兵的饭、韩国兵吃美国兵的饭，结果美国兵胆固醇降下来了，而韩国兵胆固醇升上去了，为什么呢？由于膳食结构不同造成的。从人群整体上讲，高脂肪膳食结构影响血胆固醇，但各人的反应很不相同。

腰带越长，寿命越短

"腰带越长，寿命越短"，这是英国的一句谚语："你想要知道这个人寿命的长短，你就量量他的裤腰带，腰带越长寿命越短。"肥胖不是健康的标志，而是多种疾病的危险因素。肥胖的"危害性"在于与高血压、高血脂症、冠心病、糖尿病的关系密切，是高血压的发病原因之一。肥胖者减轻体重可使血压下降，头痛、水肿和呼吸困难等症状都得到缓解，可减少降压药物的用量。因此，要充分认识超重、肥胖的危害性，自觉地与医生配合，有效地控制体重。

肥胖的类型

肥胖是衰老的象征，如果腹部肥胖，那就是疾病的象征。一个人的标准体重是：身高减去105，或身高减100，比如一个人身高170厘米，减去100等于70，即体重最高不超过70公斤；理想的体重是：170减去105，等于65，即理想体重是65公斤。要是想得到标准数据，可以这样算，体重（公斤）除以身高（米）的平方，除出来的数我们称之为体重指数，22最好，24、23、22都可以，如果大于25以上就算超重，30以上就算肥胖了。

总的说来，肥胖分两种类型：一类叫苹果型肥胖；另一类叫鸭梨型肥胖。如果这个人胖，肚子大，脂肪集中在腹部内脏，这是苹果型肥胖或内脏型肥胖，多为男性，这种肥胖很危险，跟心脏病、脑卒中密切相关；而女性肥胖常为鸭梨型，肚子不大，臀部和大腿粗，脂肪在外周，所以叫外周型肥胖，这种人得心脏病较少，较安全。越是内脏型肥胖、苹果型肥胖，动脉硬化越明显，外周型要好一些。我们过去曾解剖过一个38岁的猝死病人，体重99公斤，也是吸烟喝酒、有病不看。死后解剖时找不到心脏，发现心脏外面有一层厚达3厘米的脂肪，把心脏全包起来，冠状动脉95％都被脂肪堵死了，高度腹部肥胖，很危险。一般说，腹部肥胖经常合并脂肪肝、高血脂、糖尿病、高血压、冠心病。所以，肥胖是一个很严重的社会问题，特别是现在，孩子从小就是个胖墩，结果小学生就得高血压，中学生开始出现动脉硬化、脂肪肝，这个情况很严重，一定要高度重视。

有效减肥法

从两个方面入手：一是合理膳食；二是适量运动。有人愿意吃减肥药、喝减肥茶，其实最科学的减肥方法应该是膳食加运动，这里推荐非常简单有效的方法。

第一，饭前喝汤。这是美国科学家研究后推荐的办法，理论是饭前先喝汤，脑干食欲中枢的兴奋性会下降，食欲就减下去了，食量自动减少1/3。一些报纸上登的减肥药，有的含芬氟拉明，虽然可以抑制食欲，但对心血管很不好。要抑制食欲，饭前喝汤就行，如果没有汤，也很简单，把菜用开水一冲，先把它变为汤喝了，这样像广东人的饮食习惯，饭前喝汤，食量自然就减少，一定能减肥。

第二，吃饭速度应放慢。不要狼吞虎咽，10分钟就吃完了，把吃饭时间延长到20分钟、半小时，细嚼慢咽，吃饭放慢速度，食量就能减少，由于消化腺分泌时间有限，进食慢能达到少吃的目的。

第三，多咀嚼，更重要。另外，经脑电图测量，人咀嚼肌一运动，脑血流就增多，可预防脑供血不足，还对老年性痴呆（阿尔茨海默病）有预防作用。老年人要多咀嚼，当然牙齿不好的人就不行了，只能吞咽。如果牙齿好，就吃点"筋道点的"，多咀嚼，增加脑血流量，减少脑供血不足，避免老年性痴呆。

第四，把一天饭量的大部分放在早上、中午吃，晚上吃得少些，这样可以降低体重。

吃饭要按这四条进行：饭前喝汤，速度减，多咀嚼，晚饭少吃，这样体重也能自然减轻。老年人可以多吃口香糖，多咀嚼，有些老年人没有牙齿，这时就要装假牙。还有许多人由于牙周炎，牙也不好，所以要早晚刷牙，饭后刷牙，保持口腔清洁，牙齿就不容易掉。儿童保持口腔清洁，能明显减少感冒、风湿热、心脏病。在广东和海南进行的风湿性心脏病研究指出，睡觉前彻底刷牙，孩子患感冒几率能减少50％～80％，而且很少有患风湿热、心脏病的。

对老年人或肥胖的人，除了控制体重外，还要经常做腹部按摩。腹部按摩是这样的：将清凉油涂在手上顺时针方向转动，面积由小到大，力量由轻到重，按摩到皮肤有点发红，手心也发红发热。按摩以后，肠子会跟着蠕动。老年人多有顽固性的便秘，用这个办法效果较好，同时也有利于腹部脂肪的吸收和肠管的蠕动。

另外，在控制饮食过程中，要循序渐进，切忌急于求成，否则会造成营养不良，四肢无力，致使体力活动减少，不但达不到减肥的目的，发而会增加体重。

肥胖者在运动减体重时的原则是：有氧运动，运动适量，持之以恒，节制饮食，同时治疗相应的疾病，如高血压、糖尿病等。运动方式有：有氧耐力运动，如步行、游泳、慢跑等；肌力训练，可采用肌力训练器或运动器械进行肌力训练。运动强度应维持或低于 65％ 的最大心率，防止发生骨关节损伤，有氧运动一般每次 20 分钟～30 分钟，每周 3 次，肌力训练每周 3 次，每次 10 分钟～15 分钟。特别提醒的是：运动进展要视个人的健康而定；不宜进行过于剧烈的运动，以免发生骨折或骨关节损伤。

健康就是财富

健康是人生第一财富，正如 1953 年世界卫生组织提出的"健康就是金子"的主题口号。把这个财富分两个方面，一种是可以计算的财富，一种是无法计算的财富。

健康就是财富

健康对我们每一个人都最重要，它可以计算的财富有多少呢？以前讲过全国有高血压病人1.1亿，脑卒中病人有600万，如果能完全按照健康的生活方式，也就是我们讲的健康四大基石："合理膳食、适量运动、戒烟限酒、心理平衡"，按照科学家的测算，高血压发病可以减少55％，就是1.1亿变成了5000万，减少了6000万；脑卒中则可以减少75％，那么脑卒中就不是600万，而是150万了。

一个高血压病人最少一年也要花费1000元钱。一天服药最少2块多钱，现在还不止这些，所以减少6000万高血压病人，脑卒中病人减少450万人，想一想，这可以省下多少治疗费用？这是可以计算的。如果按照健康生活方式，全国可节省的财富就很可观。

还有一个不可计算的财富。由于老年人没有了疾病的困扰，节省了医疗资源、社会劳动力资源，相反他还能工作、继续作贡献，老年人的智慧和经验是年轻人不可替代的，所以，身体健康也是一笔社会财富。按生物学原理，哺乳动物的寿命是其生长期的 5 倍～7 倍。人的生长期是以最后一颗牙齿长出的年龄为标准，也就是 20 岁～25 岁，因此，人类的寿命是 100 岁～175 岁。多数学者认为是 120 岁。人生这 120 岁可分为两个春天。0 岁～60 岁为第一个春天，即播种耕耘的季节；61 岁～120 岁为第二个春天，即金色收获的季节。生命的第二个春天应当比第一个春天更幸福、和谐、富有成就。第二次世界大战中就有一个很好的例子，当时苏联外长莫洛托夫思维敏捷、语言犀利，他谈判中的对手是美国的一个外交家，对方脑动脉硬化，讲话有些重复、啰唆，结结巴巴的，莫洛托夫就盯着他问，在关键问题上反复请他陈述，这样他讲讲脑子就乱了，而莫洛托夫始终有一个很清晰的思路，这样在谈判当中，莫洛托夫为苏联挣到了很多利益。后来，斯大林高度称赞莫洛托夫的外交口才，评价说莫洛托夫的舌头比喀秋莎大炮还要厉害。多少苏联红军将士的生命和鲜血换不来的，但莫洛托夫得到了。著名数学家华罗庚教授，晚年时，在全国讲学，介绍他的优选法。在广东 5 个水泥厂，经过优选法的改良，生产出 6 个水泥厂的产量，少建 1 个水泥厂，这个贡献就很大。这就是说知识、健康带来的财富，可以估算的和不可估算的价值都是很巨大的。

21 世纪的四个健康格言

1. 最好的医生是自己

在 2400 年前，医学之父、古希腊名医希波克拉底讲过：“病人的本能就是病人的医生，而医生是帮助本能的。”这句名言告诉人们一条朴素的真理：每个人都有很强的抵御疾病的能力，如果能充分调动起来，自身的抗病能力就是自己最好的医生，而医生只需要帮助他恢复这种本能。健康就在我们身边，健康就在自己手中，健康主要靠自己。“阳光、空气、水和运动，是生命和健康的源泉”，这是古希腊的名言。“恬淡虚无，真气从之；精神内守，病安从来”，这是《黄帝内经》中的话。用现代的观念来说，1992 年“维多利亚宣言”的健康四大基石“合理膳食，适量运动，戒烟限酒，心理平衡”就是最好的概括。按照这四大基石去做，能使高血压发病率下降50％，脑卒中下降75％，糖尿病减少

50％，肿瘤减少 1/3，一句话，能使危害中老年人的主要慢性病减少一半以上。据美国疾病控制中心 1996 年报告，健康四大基石能够使全体美国人人均预期寿命延长 10 年；而采用传统医疗办法，要使美国人人均预期寿命延长 1 年，就需要花费数百亿至上千亿美元，预防的费用不及治疗费用的 1/10。实践表明，患了脑卒中或急性心梗后，即使采用最好的药物或进行最先进的手术，也不可能使机体恢复到和患病前一样。一件衣服撕破了，再高明的裁缝也不可能修补得天衣无缝，不留痕迹。古人讲的"上医治未病"就是强调"预防第一"。高明的医生使人不患病，不光是节约医疗费，更重要的是从根本上保护机体不受损害，有效地提高人群寿命和生活质量。我国 13 亿人就相当 13 亿个医生，那就好了。

2. 世界上最好的药物是时间

像高血压早期治疗，一天一片药，很容易控制；中期治疗需几种药合用，还不能停药；晚期不管用多少药，心脑血管合并症还是难以避免，所以早期治疗最好。急性心肌梗死更是如此，发病 6 小时以内和 6 小时以后溶栓效果大不一样。时间是最好的药物，早期治疗比晚期治疗好得多，到了晚期有的根本不可能再治好。

3. 最好的心情是宁静

人要健康，最为关键的是心理健康，心态好。谁能保持好心态，就等于掌握了身体健康的金钥匙。得了病没关系，现在的科技发展水平，什么糖尿病、高血压、心脏病等都有很好的预防方法和药物。但是如果心态不好，爱着急、爱生气、没事找事，没气找气，整天跟自己过不去，这样的人死得最快。

4. 最好的运动是步行

步行可以减少糖尿病，步行可以降低高血脂，步行可以使动脉硬化变软，步行可以使脑子清楚，步行不容易摔跤，步行可防止痴呆，步行使人愉快……步行的好处多得不得了。通过对 1645 名 65 周岁以上老人的 4.2 年前瞻性研究发现：与每周步行少于 1 小时的老人相比，每周步行 4 小时以上者，其心血管病住院率减少 69%，病死率减少 73%。

总的说来，可以用一二三四来概括说明健康：一个中心、二个基点、三大作风、四项原则。

一个中心：以健康为中心，健康是第一财富，人生最宝贵的财富。

二个基点：一个是糊涂一点，一个是潇洒一点。具体说来就是对小事要糊涂一点，对人际关系要潇洒一点、风格高一些、肚量大一些。

三大作风：第一是顺利情况下多助人为乐，助人是人生最大快乐，助人过程中自己心灵得到了净化、升华；第二，知足常乐，在一般情况下，要知足，生活水平不要往上比，有的人比你钱多、地位高，但他的困难、头疼的事情自然也要比你多，烦恼的事情也会比你多，所以要知足常乐；第三，自得其乐，在逆境当中、困难当中也要快乐。因为人生总是一段时间顺利，一段时间比较倒霉，都是平衡的，所以遇到不顺的事，也不要灰心丧气，现在倒霉，光明可能就在前面，不会有永远的不顺、永远过不去的困难，"面包会有的"，生活就是这样。巴尔扎克讲过："苦难是人生最好的老师。"对苦难别害怕，在困难中要自得其乐。

四项原则：合理膳食、适量运动、戒烟限酒、心理平衡。

如果能掌握这一二三四，那么面对顺境、逆境基本上都能保持平衡的心态。

第三部分

高血压防治篇

　　高血压应该以防治为主，在防治方面，"维多利亚宣言"的四大基石作用最大。如能按照健康四大基石去做，不仅有理念，还有持之以恒的行动，那么，就能使高血压发病率减少55％，脑卒中、冠心病减少75％，糖尿病减少50％，肿瘤减少33％，平均寿命延长10年，生活质量大大提高。对我国来说，高血压病人可以减少5000万。

合理膳食

中国有句古话，"民以食为天"，其实就是"民以吃为天"，但吃的不同，所造成的结果也不同。

"合理膳食"，说起来复杂，其实道理也很简单。根据中国营养学会的建议和美国"健康食物指南金字塔"，并结合中国国情，我把它概括成如下的内容。

膳食中的"一二三四五"

什么叫"一二三四五"呢？

"一"，指每天喝一袋牛奶，为什么呢？因为东方素食多的膳食习惯有很多优点，但也有些缺点——钙太少，钙一少，容易造成"骨痛"、"龟背"、"骨折"。第一骨痛，尤其是老年人，骨痛、骨质疏松、骨质增生都由缺钙造成；第二"龟背"，岁数越大，个子越矮；第三骨折，稍微一动就骨折，很痛苦，有一个老年病人先是咳嗽时感到胸部很疼，最后不咳也疼，一照片子，把放射科医生吓一跳，光是咳嗽，就咳断三根肋骨，后来住院，由于行动不方便，护士扶了他一把，又断了一根肋骨，一共断了4根肋骨。还有一个女同志下楼梯，最后一个台阶滑了一下，用手一撑，桡骨、尺骨双骨折，尾骨也断了。

咱们中国人大多数都缺钙，按营养学会的要求一天需要摄入800毫克钙，才能满足需要，但我们的普通膳食平均才有500毫克的钙，一天少300毫克，正好由一袋牛奶补充了，一袋牛奶含有300毫克的钙，所以每天一袋牛奶非常重要。牛奶什么时候喝起呢？1岁开始，终身喝奶，许多研究证明：儿童喝奶特别好，尤其是睡前喝奶，而且要加一片维生素C和一片复合维生素B，由于孩子夜里生长快，所以睡前喝奶效果好。一天喝一袋牛奶的儿童比不喝牛奶的身高平均高2.8厘米，一天喝2袋奶的平均高4.8厘米，不但个子高，而且肌肉发达，皮肤、头发有光泽，头脑聪明。中年人喝奶更好，喝奶以后，骨密度增高，老年人喝奶补钙还可以预防和减少高血压、动脉硬化。所以，每天一袋牛奶在我们的饮食结构当中非常重要。但有的人说喝不了牛奶，一喝，肚子涨、腹泻，那怎么办呢？可以喝酸奶，有人说酸奶也喝不了，可以喝豆浆，但豆浆要加 1 倍，豆浆里的钙是牛奶的一半，所以应当喝 2 袋豆浆，如果说连豆浆都不想喝，那就没有办法了。

"二"，指 250 克碳水化合物，也就是 250 克～300 克主食，米饭或馒头，但这不是固定的，可以有伸缩。比如，男性个子高，体力劳动很重，可以 400 克到 500 克；如果是女性，比较胖，劳动轻，那 250 克就行，200 克甚至 150 克也可以。通过合理调配主食量，可以有效控制体重。国际上认为控制体重最好的办法是合理膳食加上适量运动，比药物安全，而且很有效果。意大利有一位著名的男高音歌唱家叫帕瓦罗蒂，体重 151 公斤，医生让他减肥到 90 公斤，怎么办呢？他采用的就是这个办法——调控主食。

调控主食期间，不需要其他药物。有一个病人身高 1.49 米，个子不高，体重却有 99 公斤，相当胖，结果调控主食，一天 150 克，早上 50 克，中午 50 克，晚上 50 克，一年下来，体重减少了 33 公斤。当然每天还是有必要摄入足够的蛋白质，但主食很少，以求消耗脂肪产生热量。

"三"，指 3 份高蛋白食品。高蛋白食品对健康非常重要，按照中国营养学会的建议，每天每千克体重需1克～1.2克蛋白质。3份高蛋白，什么叫1份呢？50克瘦肉或1个大鸡蛋，或100克豆腐、100克鱼虾、100克鸡鸭都算1份，一天3份是什么意思呢？比如，早上1个煮鸡蛋，这是1份，中午1个肉片苦瓜，是第二份了，晚上100克豆腐泡，可以再来100克鱼，这样就有4份。一天3份～4份高蛋白，这样保证了身体基本营养的需要，不多也不少。蛋白质多了也不行，蛋白质多，在其分解代谢时会增加肾脏负担，还会增加肠道负担，太少也不行，造成营养不良。

在各种食物蛋白中鱼类蛋白最好，鱼类蛋白吃得越多，冠心病发病率越低。鱼油也有很好的作用，鱼油是否非得深海鱼油呢？淡水鱼、海水鱼基本相同，长江中下游，像鲢鱼、鳙鱼、草鱼这些鱼的鱼油含量5%～7%，一周吃2次～3次鱼，鱼油基本上就够了。养成每星期吃2次～3次鱼的好习惯，可以有效地降低冠心病发病率。除了鱼类蛋白质外，还有植物豆类蛋白，比如豆腐，多吃能降胆固醇，豆类蛋白质还能减轻中年妇女更年期的症状，因为豆类蛋白有植物样雌激素作用，能减轻妇女更年期因雌激素分泌减少而引起的症状。据报道，豆类蛋白还能预防、减少肿瘤的发生。

"四"，就是四句话，即"有粗有细、不甜不咸、三四五顿、七八分饱"。

什么叫"有粗有细"呢？单纯粗粮或单纯细粮营养成分都不全面，要粗粮、细粮搭配，进行互补，一个星期吃 2 次～3 次粗粮，定期吃点小米、棒子面、红薯。过去咱们国家农业水平低，基本以粗粮为主，现在生活水平提高了，很多人又把粗粮抛弃了，都吃细的。这其实是不好的，现在粗粮要比细粮贵，因为粗粮中纤维素更好，含量丰富，有助于调整脂肪和糖的吸收和代谢，一个星期应吃 2 次～3 次粗粮，还能防治便秘。

"不甜不咸"不是说不能吃甜的，只是不要吃太多甜的，白糖里没有别的营养，不好，所以不能吃甜太多；"不咸"比较复杂，一般来说，一个人最理想一天进食 6 克盐左右。日本北海道居民过去有吃咸鱼的习惯，一天吃 30 多克盐，结果得了两个外号"胃癌王国"和"脑卒中王国"。后来有了冰箱以后，可以将鱼低温保鲜了，不再靠用盐腌保质了，盐吃得就少了，胃癌发病率直线下降，说明高盐膳食对胃癌的影响还是很大的。总的来说，中国人吃盐是偏多的。经调查，北方以河北、北京为心血管病、高血压高发地区，专家分析与盐摄入多、口味重极有关系。

"三四五顿"，一天至少三四顿饭。学生只吃两顿饭，会对学习产生不利影响。为什么呢？只吃早晚两顿饭的人11点钟就低血糖，血糖一低，注意力、记忆力下降，思想不集中、思维力下降，日积月累对学习成绩有很大影响。所以，中小学生必须吃早饭。

对我们这些工作的人也一样，我们有时早上起床晚，晚上熬夜，早上不吃饭，每天只吃两顿，这很不好。

中年人如果不吃早饭也不好，第一容易得糖尿病，第二是脂肪肝，第三是高血脂，第四是冠心病，所以中年人也应吃早饭。

最好一天四顿饭，如果条件许可，尽量少吃多餐。离退休下来，时间由自己支配，条件很好，我建议可以改成——一天吃五顿饭，为什么呢？越是少量多餐，血糖波动越少，三酰甘油（甘油三酯）波动少，胃负担轻，有助于减肥。一天吃五顿饭，不是越吃越多，而是总量控制，少量多餐，有利于预防糖尿病、脂肪肝、高血脂。

英国贵族一般一天安排五顿饭，比如早上加一顿，下午四五点钟吃一顿，像点心一样，晚饭吃得晚一些，也有人用夜宵代替了，这样总量并不多。

"七八分饱"，吃饭七八分饱是最好的习惯，因为要留二三分底，千万不要吃得太饱。我国古代中医对于养育小孩，就有"若要小儿安，三分饥和寒"一说。小儿要平安，三分饥和寒，大人也一样。动物实验、历史经验都证明，吃七八分饱，身体最少患病。美国科学家做过一个研究：养200只猴子，100只猴子随意吃，另100只猴子定量供应，只喂七八分饱。10年观察下来，100只放开肚子吃饱的猴子，肥胖的多，胆囊炎的多，胆石症的多，高血压、冠心病的多，死了50只；而只吃七八分饱的猴子，苗条的、身体健康的、精力充沛的多，10年当中仅死了12只猴子。研究证明，所有健康的、长寿的猴子多在吃七八分饱的这一组。什么叫"七八分饱"，就是当你离开饭桌时还想吃饭，还能再吃，即还有食欲，肚子不撑。

对于一个人来讲，关键要明白其中道理，思想通了，还有意志控制自己的行为，养成这个习惯就好了。不要吃得太撑，七八分饱对胃也有好处。

"五"，指500克蔬菜和水果，具体多少呢？400克蔬菜、100克水果，这样一天的纤维素就够了，纤维素、维生素、矿物质对预防肿瘤有很大的效果。蔬菜中含有心肌活动必需的钾，而含有的钠盐却较少，所以多吃蔬菜对于高血压病人是十分有益的。水果中特别推荐苹果，因为目前它被国际推荐为治疗高血压的药食之一。原因是苹果中含有丰富的钾，它能和体内过多的钠结合并使之排出体外，在食入过多盐分时，可以吃苹果排除。

餐桌上的"红黄绿白黑"

餐桌上的"红黄绿白黑"也是合理膳食的一个重要组成部分。

"红"就是指红葡萄酒。世界卫生组织所做的一个冠心病调查中发现，一个有趣的法国现象，什么意思呢？就是法国人膳食结构跟美国人差不多，但法国人的心脏病死亡率是美国的1/3还不到，法国是世界上冠心病死亡率最低的国家之一。进一步研究追踪发现，法国人有一个习惯就是喜欢喝红葡萄酒，葡萄酒消费名列世界前茅。红葡萄酒可以提高血液中高密度脂蛋白，促进脂肪代谢，减少动脉硬化，但是饮用量不能太多，按中国人标准每天50毫升～100毫升（1两～2两）为宜，也就是50克～100克的量。每顿可以少点，每天可以喝1次～2次，总量要控制，喝少量酒可以减少动脉硬化。中医也认为，喝点酒可以活血化瘀，另外还可以改善食欲。黄酒、白葡萄酒也同样有效；白酒要少些，一天只能25克；啤酒约300毫升。喝酒千万不能过多，过多害处无穷，少量喝酒是健康的朋友，过量就是罪魁祸首了。

还有个"红"是西红柿。常吃西红柿对防治高血压有益处。国外也有人研究认为，每天吃1个～2个西红柿，前列腺癌发病率减少45％，这是一个很简单、很好的办法。

"黄"是指黄色蔬果，如胡萝卜、柑橘、红薯、老玉米、南瓜等，这类蔬果含有胡萝卜素较多。我们中国人的膳食中比较缺乏胡萝卜素，及时补充，对人体非常有好处。儿童缺乏胡萝卜素容易得肺炎、扁桃体炎、感冒，对疾病的抵抗力降低。成人缺乏胡萝卜素，肿瘤、动脉硬化发病多。所以，补充红黄色蔬菜非常重要。

"绿"指绿茶和深绿色蔬菜。先说茶，在各种饮料中茶最好。在茶里面，绿茶又是最好的，因为绿茶制作过程简单，茶叶里含的茶多酚特别丰富，茶多酚能发挥有效的、很强的抗氧化作用。中国预防医科院专门研究喝绿茶的地区，发现肿瘤病人明显少，动脉硬化发病也减少。动物实验表明，绿茶在预防动物的肿瘤方面很有效，这点人们很早就知道了。另外，很多实验证明，喝茶还有一个好处——调节情绪。因为现在生活节奏紧张，光喝饮料没有这种气氛，喝茶在中国叫茶艺，在日本叫茶道，在韩国叫茶礼。喝茶比较休闲，可以缓解紧张情绪，可以在慢慢的品茶酌饮中缓解情绪、抛开烦恼。古今中外对茶文化有很多研究，发现了越来越多茶的效用。

茶不但有营养保健作用，还有平衡心理作用，确实能调整人的情绪。还有绿色蔬菜，蔬菜里颜色有深有浅，颜色越深，绿色越深，所含人体需要的各种维生素和营养成分就越多。

"白"，指的是燕麦粉或燕麦片，燕麦的保健作用是美国在1963年发现的，在农作物中降胆固醇效果第一，还能降三酰甘油（甘油三酯）、降低血液黏稠度。燕麦降低胆固醇的作用非常确凿，特别对糖尿病患者效果显著。它含粗纤维比较多，含不饱和脂肪酸也多。据报载英国前首相撒切尔夫人胆固醇较高，她就每天吃燕麦，早餐很简单：一杯牛奶、一杯果汁和燕麦面包，很科学、很合理。

"黑"是指黑木耳，它对调节血液黏稠度有很大好处，它能抗血小板聚集，降低血黏度，这是美国科学家1983年在一名华裔病人身上偶然发现的。在研究中发现吃黑木耳的人血黏度很正常，效果类似阿司匹林。后来北京心肺研究中心专门研究过一天食用5克～10克黑木耳的情况下，也就是500克木耳吃50天～100天，血黏度就会下降，因此常吃黑木耳的人不容易形成脑血栓和发生心肌梗死。这里可以给大家介绍一个小偏方，是一个病人介绍的，仅供参考。他是一个企业家，有冠状动脉狭窄堵塞，需要做手术，到美国检查发现当时做不了，要两个月以后再来做。他回国后找来个偏方，服用后，根据他本人说再去检查，发现血管都已经通畅了，不需做手术了，我们分析，冠状动脉血栓如果是近期形成的，有可能自溶。当然我没有看他的片子，不过这个偏方有可借鉴之处：10克黑木耳、50克瘦肉、3片姜、5枚大枣，倒入6碗水，用文火煲，煲到只剩2碗水，放点盐、味精，每天1次。他吃了50天，动脉新鲜血栓溶解了，这是他的经验介绍，至少降低血黏度以后有助于血栓溶解，供大家参考。美国人推测中国人为什么冠心病发病相对较少呢？可能跟经常吃黑木耳有关系，以致血黏度降低。

小贴士：

茶叶中的鞣酸可与药物结合沉淀，所以切记不要用茶水服药，以免影响降压效果。

食用盐要适量

我国膳食分四个类型：第一是广东人，膳食平均一天6克～7克食盐，最清淡；第二是上海人，一天8克～9克盐，他们喜欢放点儿糖，不太咸，这也很好；第三是北京人，一天14克～15克盐，这样就多了，应该砍掉1/3或1/2；第四是东北人，食盐吃得最多，一天18克～19克，这就太多了，要减掉 1/2 以上。东北人高血压、脑卒中的发病率高，吃盐多是一大因素。

每个人每天食用的盐不应超过 6 克。人如果食盐过多，可能导致高血压。大家注意，这里说的食盐还得算上调味品、佐料、半成品等的含盐量，把它们加起来，总量不能超过 6 克。如果食盐使用量严格控制在 6 克以下，大多数轻度高血压患者的血压可以降到正常水平。所有的高血压患者在药物控制加上饮食控制后，都能取得很好的效果。

具体来讲，一个三口之家，一个月下来，食盐消耗量应该控制在 300 克～350 克，酱油使用量应该在一瓶到一瓶半之间。

既然吃盐过量这么危险，很多人的口味又偏重，该怎么办呢？你可以试试下面两种办法。

（1）多吃新鲜蔬菜，多用其他调味品。新鲜的蔬菜味道鲜美，有的还可以生吃。在烹调的时候尽量少放盐，就能保持蔬菜原有的味道。在煮菜时，不妨多用醋、辣椒、胡椒、桂皮、八角、芥末、紫菜、香油等调味品。这样一来，味道又够，用盐又少。

（2）自己动手，集中放盐。自己动手做饭做菜，自己控制用盐量。每日在 6 克食盐的范围内，将食盐分别放入各道菜中，结果可能是每道菜的味道都很淡。因此，某道菜把盐放够，其他菜尽量减少盐量或不放盐，这样盐量就控制住了，饭菜的美味照样享受。可谓一举两得。

早餐一定要吃

早餐是一天中比较重要的一餐，一定要吃。

人在夜间睡眠的时候，身体处于完全放松的状态，神经反射处于抑制状态。因此，清晨起床后人体需要一个适应过程，活动开始要慢，再逐渐加快。一般来说，早晨起床，穿衣，刷牙，洗脸，上厕所，吃早餐；有的人还看看早间新闻。有健康意识的人，最好再配合进行一定的运动，如散步、慢跑、做体操、打太极拳等，补充每日的运动不足。

但是，人从夜晚睡觉到第二天早晨进食之前这段时间，胃内没有食物填充。如果在短时间内进食，这时胃的消化能力还没恢复，食物往往不能完全消化，影响营养的吸收，不利于人体的健康。因此，早餐的时间不宜过早，也不应过快。高血压患者的早餐更不能草草吃完，以免增加身体的应激反应，使血压下降。

小贴士：

在平时的日常饮食上，要尽量注意以下几个方面：少吃盐、多吃醋，少吃胆固醇含量过高的食物；多吃蔬菜和水果以及富含植物多糖及蛋白质适量的食物；早晨起来应先喝200毫升～400毫升的白开水，有助于血液的稀释。

100克食物中所含胆固醇的含量表（毫克）

品名	胆固醇（毫克）	品名	胆固醇（毫克）	品名	胆固醇（毫克）
蛋白	0	猪油	110	猪肝	420
牛乳	24	猪肠	150	全蛋	450
精肉	60	猪肚	150	鱼肝油	500
兔肉	65	牛肚	150	羊肝	610
鸡	60～90	虾	154	鱿鱼	1170
草鱼	80	带鱼	244	蛋黄	2000
火腿	100	奶油	300	牛脑	2300
排骨	105	猪腰	380	猪脑	3100
牛肉	106	牛腰	400		

胆固醇含量超过100毫克的食物尽量少吃，胆固醇含量超过400毫克尽量不吃。

适量运动

适量运动是健康四大基石的第二块，是非常重要的。早在2500年前，医学之父、古希腊名医希波克拉底就讲过："阳光、空气、水和运动，是生命和健康的源泉。"这句话精彩在什么地方呢？他把运动放在和阳光、空气、水一样重要的地位，每天都不能少。

为什么说运动这样重要呢？因为只有运动，才能使人的心、肺等器官，血液循环、消化、内分泌等系统得到充分锻炼；只有运动，才能使神经系统反应灵敏、运动协调，肌肉、骨骼系统强健有力；也只有运动，才能使体内各种功能得到充分发挥。一个人精力充沛，才能对生活充满爱，对未来充满信心。

生命在于运动

在古代奥林匹克运动的发源地、世界文明古国之一的古希腊，人们自古以来崇尚体育运动和人体的自然美，不论绘画或雕塑，处处洋溢着青春、活力，至纯至善的美。在阳光明媚、蓝蓝的爱琴海旁的山崖上，至今保留着古代的岩刻："您想变得健康吗？您就跑步吧；您想变得聪明吗？您就跑步吧；您想变得美丽吗？您就跑步吧。"

不仅如此，医学流行病学的研究也反复证明：体育运动能够改善生活质量，提高人类寿命，并在很大程度上有效地预防高血压、冠心病、脑卒中、非胰岛素依赖性糖尿病、骨质疏松症、结肠癌、乳腺癌等主要慢性非传染性疾病；运动还有减肥功能和调整神经系统功能的作用。

生命在于运动——这是一个永不过时的口号。坚持锻炼有利于健康，它可使您的血液变得"富有"，血管富有弹性，肺活量增加，心肌更加强壮，心率降低，骨骼密度增强，血压降低；还可以控制体重，使形体更趋健美，预防肥胖；还能提高机体工作能力和耐力，激发和增强机体免疫力，改善不良情绪等等。

更为重要的是，积极运动的人，外表和身体机能都处于良好状态，性格开朗，对生活充满信心。18世纪一位法国医生讲过："运动可以代替药物，但没有一样药物可以代替运动。"怀特博士还曾指出："运动是最好的安定剂。"因此，我们一定要做到适量运动，并贵在持之以恒。

最好的运动

什么样的运动最好呢？经过大量的科学研究，1992 年，世界卫生组织指出：步行是世界上最好的运动。因为人类花了 600 万年，从猿到人，整个人的身体结构是步行进化的结果，所以人体的解剖和生理结构最适合步行。而且，步行运动简单易行，还不用花钱。

20 世纪 20 年代初，美国心脏学会奠基人、著名的心脏病学家、几任美国总统的保健医生——怀特博士创造性地将步行锻炼作为心脏病人和心肌梗死后康复治疗的方法，并取得良好效果。他建议健康成人应每日步行锻炼，并作为一种规律性的终生运动方式。他的权威性科学论著作为教科书影响了整整几代人。怀特博士曾经引用西方谚语："没有紧张，没有烦恼，就没有高血压。"他 80 多岁来中国时，住在 12 层楼，上下不乘电梯，每日步行活动。作为一代名医，其言行风格堪为典范。

在这里，我还要强调一条：动脉硬化是可预防的，动脉硬化从无到有，亦能从有到无，是可逆变化的。1960年我当实习医生的时候，老师告诉我，动脉一旦硬化，就不能逆转。到最近科学家才证实，动脉硬化在一定程度上是可逆的过程，虽不能彻底消退。走路就是使动脉粥样硬化斑块变稳定和消退的最有效的方法。研究证明：只要步行坚持1年以上，就有助硬化斑块消退。经过步行运动锻炼，对降低血压、降低胆固醇、降低体重都很好。过量运动有时会造成猝死，很危险，步行运动最合适。

有一个党委书记今年72岁，10年前退下来，经过10年，72岁比62岁时还年轻，身体更好，精力充沛，面色更红润。体检各项指标数比10年前还好，什么道理呢？就是坚持天天步行。步行的好处可是不得了，邓小平同志也是每天走路，所以身体和智慧一直保持良好状态。

怎么步行最好呢？三个字：三、五、七。

"三"指最好每天步行约3公里，时间在30分钟以上。

"五"指每周运动5次左右，只有有规律的健身运动才能有效。

"七"指运动的适量。那么，什么叫适量呢？就是有氧运动强度以"运动后心率＋年龄＝170左右"为宜。这相当于一般人中等强度的运动。比如说我50岁，运动后心率达到120次/分钟，50＋120＝170。如果身体素质好，有运动基础，可以多一些，例如可达190左右；身体差可以少一些，年龄加心率达到150左右即可。总之，步行运动要量力而行，否则会产生无氧代谢，导致不良影响或意外。

最近有个资料，将老年人分成两组，一组是一天平均走4.2公里，一组就是基本上不走路。结果发现：走4.2公里这组的老年人病死率、冠心病发病率比不走路那组下降60％。这是步行走路的好处啊。

据报道：雷洁琼95岁时，电视台采访她，问她如何能做到身体这样好，她说唯一的爱好就是天天步行。还有陈立夫，他为什么能活到100岁？也是每天步行。

北京南池子东华门边上有个庙叫做普渡寺。20世纪60年代，那里住着一个道士，他很穷，民政部门每月给他15元的生活补助（现在补助多了一点）。

他没有工作，也没有孩子，什么都没有，就一个人。按理论上讲，又穷又孤独的人应该死得很快。但这道士有一个特点，就是每天早上一起来，便挂着拐棍，从东华门走到建国门，完了又从建国门绕回来，2个小时，一年四季天天走。那个寺庙还有许多房子，原来这些房子住着一些名人，现在这么几十年下来，很多人不知道哪去了，可能有些早就变成了骨灰，唯独这个道士耄耋之年还生活得好好的。他其实并没什么很好的营养或者吃很好的东西，就是每天早上起来棍子一拿就走了。2个小时，就这么简单，但一直坚持，到现在身体非常好。

我调查过一些人，只要每天走路基本上不会那么快衰老。最近跟我拍电视的病人也是那样，比十几年前看起来年轻多了。他钱多了吗？没有。地位高了吗？也没有。他就是跟他老伴每天一起走路。

最省钱的运动

不花一分钱的太极拳比现代化的健身器械效果好得多。

美国老年协会对太极拳做了研究，分两组老人，一组练健身房的器械，天天练肌肉；另外一组一分钱不花，练太极拳。结果练下来一对比，练拳的这组，平衡功能好，脑子反应快，走路不摔跤，骨折减少50%。最后美国人得出一个结论，非常佩服中国人的智慧，不花一分钱的太极拳比现代化的健身器械效果好得多。

还有气功。大量的科学研究已充分证实，气功（不包括属于伪科学的所谓"能发外力治病"的各种功能）可以调节大脑皮层高级神经活动，使神经稳定，血压、心律、新陈代谢、白细胞吞噬功能得到良性变化，和太极拳有异曲同工之妙。

警惕清晨"魔鬼时间"

研究发现，在清晨这个时间段，心脑血管的发病率最高，比其他的时间段要高出50%，所以有些外国专家把清晨叫做"魔鬼时间"。对于心脑血管患者来说，清晨的时候一定要特别注意，如果出现一些症状，应该加以警惕，以防意外事故发生。

发病高峰在清晨，这是一种规律性现象。什么规律呢？就是人体的生物钟节律。人体的生理心理变化跟自然界的日出日落、白天黑夜有关系。每当旭日初升的时候，人体交感神经兴奋性就开始升高，交感神经一兴奋，心跳加快，血压上升，心肌耗氧量就增多。因为我们白天要干活、要劳动，这些生理变化都是为白天活动做准备。太阳下山，慢慢就减少了。另外，像周末和星期一这几天心肌耗氧也多，因为周末生活不规律，暴饮暴食、活动多、熬夜，而到了星期一又要上班了。

一年四季中，冬天温度很低，外周血管收缩、血压升高，脑出血就多；夏天酷暑的时候很热，出汗很多，血液浓缩、血黏度高，脑血栓和急性心肌梗死也会增多，尤其是初夏天气突然变热时，机体一时未能充分适应，更容易发生意外。

一天当中，血压一般在上午 10 点～11 点左右到了高峰；中午 12 点吃饭后休息一会儿，血压就下来了；到晚上 6 点～8 点回家，又是一个小高峰；在夜里 10 点～12 点以后，血压再次下降，凌晨 2 点时处在最低。人的整体功能最佳状态都是下午，在 3 点～5 点时最活跃，所以国外很多重要会议都在下午开。

此外，我们一夜没有喝水了，但是夜间呼吸、出汗和泌尿也在丢失水分，一夜 8 小时大约失水 600 毫升～700 毫升，因此血液黏度在夜里越来越高，在天亮的时候达到了最高值。因此早上醒来的第一件事，应当是喝一杯凉开水，空腹时水10分钟就被吸收了，血黏度随之下降。总之，人体的生物节律在每天、每周、每年的不同时段都有一定的周期性波动，与健康有很大关系，这是一种自然进化的天人相应现象。

冬季锻炼要当心

在冬天的晨练中应注意以下几点：

1. 季节适应

深秋初冬，天气乍寒，尤其是大风过境，寒流降温时，一些人对寒冷的"应激反应"强烈，表现为交感神经兴奋，血压升高，心率加快，皮肤微小血管收缩，容易造成心血管意外。一般经过4周～6周后，进入真正的冬天，机体适应了低温，反倒相对安全些了，这就是"冷习服"过程。

2. 温度与风力

据北京市74万人心血管病10年监测结果显示，北京市的急性心肌梗死与脑卒中都是与平均温度呈典型性逆向相关，即平均温度越低，则急性心肌梗死与脑卒中发病率越高。研究表明：当从室内走到室外，受 0℃ 以下的冷空气直吹面部，可立即引起冠状动脉痉挛和血压升高，造成心绞痛发作。因此除做好戴帽、围巾、手套等保暖防护外，过冷的天气，患心脑血管病的人不宜外出。另外风力可加大低温的致冷效应，也应同时考虑。

3. 生物钟节律

按生物钟现象，人体在下午 4 点～6 点，心血管功能处于最佳状态，其次为上午 10 点以后，最差是凌晨 6 点～9 点。因此，如果健康状况良好，则一天的任何时候运动都可以，如果有心血管疾病，如高血压、冠心病、心绞痛、心功能不全，则宜选在下午 4 点～6 点活动，或在上午 10 点以后外出，尽量不要凌晨冬练，因为这时交感神经张力急剧升高，心血管负担最重。大雾天气不仅空气污染严重，且湿度过高也使空气中氧含量相对变少，也不宜晨练。

4. 运动量

冷天本已使机体耗氧量增多，凌晨又是危险时刻。因此这时候的运动量要相应减少，不然容易使有氧运动变成无氧运动，结果适得其反。

5. 饮食调养

提高机体防寒能力的饮食原则是高蛋白、高热量及充足的水分。蛋白质有一种特殊热动力作用，使机体不怕冷。充足的水分能保证机体有良好周围循环，不易冻伤。机体是否缺水，可看晨尿颜色，如呈黄色就是缺水，如颜色很淡，就是正常；也可测尿量，如每日在 1500 毫升以上就属正常。总之一句话，就是冬练期间要吃好喝足。

中年人，尤其是合并心血管病患者要谨防心性猝死，其中最常见的就是"冬日猝死三联征"，即"冬天、凌晨、扫雪"，这三者的每一项都是增加心肌耗氧的。如果合并在一起，就构成很大的危险，切须注意，谨防万一。

运动"三有""三不为"

"三有"是指有恒、有序、有度。"有恒"是运动要持之以恒，这种坚持不仅是对毅力的培养。事实上，运动带给身体的益处，如加速新陈代谢、提高神经系统的兴奋性等，有个"生理效应的时间窗"，大约在 48 小时～72 小时左右。在这个时间范围内，坚持运动，健身效果就会累计叠加。反之，间断下来，健身效果又要从零开始，自然会打折扣。"有序"是指运动要循序渐进。一开始就选择大剂量的运动，心脏骤然加快跳动，血压上升等，可能引起危险。"有度"是指每次运动要适度。有些人锻炼，不管当时的身体状况如何，往往强迫自己必须达到某个标准。其实，心跳、血压、承受耐力的程度……人的生理指标每天每刻都在变化，锻炼也要随之而变。今天身体状态好，就走一万步；状态不佳，走五千步也行，只要身体不感到特别累，微微出汗就可。

"三不为"是指不攀比、不争强、不过量。

有一位健康老人，70多岁，死得很惨。健康老人怎么会死得很惨呢？心理不健康。他老想炫耀，自己的身体比谁的都好。结果有一天到什刹海，人家说这是个健康老人，当时有个小伙子很不服，说你既然是个健康老人，那咱们来场俯卧撑比赛，看看谁行。小伙子每天练俯卧撑，能做100多个，一点问题都没有。这位老人70多岁了，虽然身体算健康，但对方才20多岁，你怎么能比呢？结果老人真的比了，他做了20多个，就很吃力；30多个时不行了，满头是汗。本来应该歇歇的，但大家起哄叫好加油，结果老人做到 50 多个，咔嚓一下躺下来，死了。

运动是为了强身健体，不是为了争强好胜，不能攀比，每个人得根据自己情况适量运动，这才能健康。运动能让人得到心灵的满足，保持平和自然的心态，才能真正融入其中，享受独到的乐趣。

戒烟限酒

过量的吸烟喝酒不仅对自己的身体没好处，而且对周边的人也会产生极坏的影响。其实这些害处大家都知道，但是落实到行动的又有几个呢？因此，我要向大家介绍一些戒烟限酒的方法，并发出一个提倡：戒烟限酒，还自己及周边人一个安全的环境。

吸烟是公害

1962 年，当时全世界还不知道吸烟有害，英国皇家科学院发表了一份报告首先提出：吸烟有害健康。在当时这是很大的震惊。在一次记者招待会上，有记者问肯尼迪："总统先生，您同意英国皇家医学会发表的吸烟有害健康的文章吗？您的医学顾问同意不同意？如果同意的话政府准备采取什么措施？"这个问题很尖锐，肯尼迪当时想了一下说："现在股市行情低迷，这个问题很敏感，等我一个星期以后回答你。"他回去后立即让卫生总监召集全国最有名望的科学家成立专门的委员会，认真对吸烟问题进行独立的专家研究，以确定吸烟是否有害。

为了表示研究是非常科学、客观、公正、不带任何偏见的，科学家名单由官方科研机构拟完后，需经烟草公司同意方可确认。在全国有威望的150位科学家中，经反复遴选，选出了11位最佳人选。在最后审查中，烟草公司提出组长克里高不合格，因为他两年前曾在一次集会中说过吸烟有害健康，说明他对吸烟已有偏见，必须剔除，最后10位科学家都同意了。经过两年多的独立的、绝密的、不受任何外来干扰的研究，其间资料的传递规格都按军事绝密文件处理。最后的研究结果拟定在权威的美国华盛顿国会大厅宣布。结论终于出来了，但不敢在星期五宣布，因为怕引起股市波动，精心选择在星期六，因为这时股市已关闭。宣布时，全场凝神屏息、鸦雀无声——"吸烟有害健康。吸烟是导致肺癌、肺气肿、冠心病的重要独立危险因素，吸烟缩短寿命。"此后 30 多年来进行的 6 万余项科研都同样证明了吸烟有害健康。因此，烟草的危害是确凿无疑的，决非危言耸听。

吸烟是 20 世纪人类最大的公害，它所造成的健康、生命、经济和社会的损失已是罄竹难书。据各国研究，每 1 元的烟税收入就有 1.2 元～1.4 元的相应损失，如果有 2000 亿元的烟税收入就意味着 2400 亿～2800 亿元的损失。单就巨额经济损失而言，尽管让人痛心，但终究是有限的。而吸烟带来的疾病、痛苦、早死、精神折磨、生离死别则不仅无法统计而且真正叫人心碎。长期吸烟的人，在吸烟后，并不感到难受，但是烟中所含的尼古丁对人体的影响是在体内慢慢地进行的，尤其是高血压病人。英国著名流行病学家皮托博士指出，中国现有 20 岁以下人口 5 亿，按现在的吸烟率，将有 2 亿人成为烟民，其中 5000 万人将提前死于由吸烟导致的各种相关疾病，这数字接近两次世界大战死亡人数的总和。5000 万人早病早死，多么触目惊心！

但戒烟又很难，有人说是难于上青天。一项调查表明：吸烟者中，知道吸烟有害者占95％，但愿意戒烟者则为50％。而戒烟成功者仅为5％。其落差之大说明了当今戒烟的难度。1984年我国50万人吸烟调查报告显示我国戒烟率仅为3.85％，其结果与上述调查相近。

一位跨国烟草公司总裁说得很坦率：我们生产香烟，但不吸烟，香烟是为穷人、愚昧的人、无知的人生产的。

在我从医40余年中，一位肺癌病人临死前求救的眼光、求生的渴望给了我刻骨铭心的记忆。这是一位干部，24岁开始吸烟，已有37年烟龄，越吸越多，一天两包。你说吸烟害人害己，他说吸烟利国利民；你说吸烟导致癌症、肺气肿、冠心病三大害处，他说吸烟有健脑、安神、利于人际交往、夏天防蚊、省装防盗门五大好处。爱人与他讲理，劝说、吵架、打架都一概无效。他最后说，香烟就是我的命，我宁可戒饭也决不戒烟。看来，真是没有办法了。但奇迹出现了，突然间，他一分钟之内就把37年的烟瘾给戒了，什么原因呢？一张CT片上显示他已经是晚期肺癌转移了。手术化疗都没能救他，我的心也像刀扎的一样剧痛，我想，任何人只要看一看他的眼睛，接触一下他临走前求救的眼神，任何一个人，只要是有理性，爱自己也爱家人的人，就再也不会吸烟了。

因此，戒烟也很容易。悟性高，说戒就戒；悟性低，千说万劝也不戒，但死神一露面，不说也自动一分钟就戒了。

风行国际"戒烟法"

吸烟的害处已举世公认，越早戒越好。如果一时戒不掉，可以把每天的吸烟量限制在 5 支以内，这样吸烟的危险度就会小一些。患高血压和心肌梗死的病人吸烟量更要减少，干脆不吸最好。

在国际上风行的"五日戒烟法"，经我国引进后试用也取得了良好的效果。自 1979 年提出至今，各国已有 2000 余万人用此法戒烟，平均戒烟率达 37.4％。

"五日戒烟法"的学习过程有三个阶段：

1. 生理准备

教授腹式呼吸，指导有氧体育运动和放松学习；回避所有能影响戒烟决心的药物与习惯；调整食物结构，增加饮水量，促进体内毒素的排出。

2. 学习准备

思考吸烟利弊，权衡得失，掌握自我意识的控制能力，摸索一套没有香烟的健康生活模式，选择一个明确的日子突然彻底戒烟。实践证明，这对许多人来说都是一个可取的方法。要充分了解，戒烟中出现的症状是戒烟过程中不可避免的困难，是你身体建立新的平衡信号。回吸只是发展中的一个曲折，而不是最终结果；对某些回吸信号采取积极措施，就可以保持戒烟成果。

3. 社会准备

找对策回避烟友和吸烟环境；学着抵御烟草的诱惑；与不吸烟者交朋友；从朋友和家人处获得帮助，接受监督；经常发现戒烟在生活中的各种益处。

通过"五日戒烟法"，吸烟者会惊喜地发现自己身心各方面的变化，最大益处莫过于重新获得了自信、自尊、自爱以及对生活和自身的控制。

酒是一把"双刃剑"

现代流行病学研究表明：每日饮少量酒能有效地降低高血压及冠心病的患病率和病死率。适量饮酒能缓解紧张，改善情绪和睡眠，有助于人际交往。

但是，饮酒少量可以，多量不行，以每日不超过5毫升酒精为限。少量酒，按国外的标准是30毫升酒精，按我国标准为15毫升酒精。这样，葡萄酒、绍兴酒是在100毫升以内，60度白酒就是25毫升，如果啤酒就是300毫升。

酒是一把"双刃剑"。少量的酒是健康的朋友，多量的酒是罪魁祸首。

酒喝多了以后很危险。据国外研究报道，40%的交通事故死亡者、50%的监狱罪犯、25%的重病人都是和酗酒有关的。酗酒还可引起肝硬化、酒精性心脏病、酒精性精神病、脑卒中、肿瘤、帕金森氏综合征，以及其他严重的社会问题，例如道德的沦丧。

有的人酗酒后通宵搓麻将打牌，大喜大悲，大吃大喝，触犯了"饱餐、酗酒、激动"死亡三联征，当天激动，当天死亡。美国人寿保险公司统计表明：少量饮酒者比不饮者预期寿命长1岁，而酗酒者折寿6岁。

其实，酒精是一种很容易被人体吸收的物质，约 1/4 由胃黏膜直接吸收，其余经小肠上部黏膜于 2 小时内全部进入血液中，在空腹及低浓度时吸收加快。酒后的临床表现因人而异，一般当饮酒后体内酒精量达 20 毫升～40 毫升时，可感到轻松愉快，语言增多，有时则表现出粗鲁无礼、感情用事、时悲时喜、时怒时惧；当进入体内酒精量达 50 毫升～100 毫升时，则可出现语无伦次、神情恍惚。一位学者曾形象地描述酒后失态：最初，饮酒者像孔雀一样，炫耀吹嘘自己；其次像狮子一样刚愎自用，目中无人；再次变得跟猴子一样，戏谑作弄，喜怒无常；末了，步态蹒跚，东倒西歪；最后像蠢猪般倒下，呼呼昏睡，鼾声大作。

饮酒过量可造成血压波动，容易引起老年人发生脑血管意外；还可造成冠状动脉痉挛和阿斯综合征。有一个男人，50 岁，在宴会上与朋友饮白酒 3 瓶，3 小时后突感胸骨后压迫、憋闷不适，到医院急诊室已不省人事。这就是发生了阿斯综合征。抢救过来心电图出现急性心肌缺血改变。在酒精中毒死亡者尸检中，可以见到肺部、心肌、胰腺、胃黏膜有多处出血点，脑膜血管高度扩张充血，切面脑实质有散在性出血。

交流解忧胜于酒

"对酒当歌，人生几何。譬如朝露，去日苦多。慨当以慷，忧思难忘。何以解忧，唯有杜康。"

曹操的千古名句，读来让人荡气回肠。但从现代心理学角度看，何以解忧，应当是"唯有交流"。

怎么交流？用语言，用心灵交流。

与谁交流呢？与人交流，友人，亲人，爱人；与书交流，小说，历史，励志书；与自然交流，阳光，空气，水，名山大川，名胜古迹。

实践证明，对酒当歌，以杜康浇愁只能是愁上添愁，成事不足，败事有余。而与人的心灵交流，所有的忧愁烦恼、抑郁苦闷都能在春风化雨般的心灵抚慰、涓涓流水般的心灵滋养中化解。尤其是夫妻间的话聊、牵手和爱窝，其神奇力量是世上任何美酒佳酿、名珠宝玉所无法比拟的。

书是知识的源泉，进步的阶梯，智慧的钥匙。有书做朋友，你就是最幸福的人了，"读书静坐，各得半日；清风明月，不用一钱"。

大自然是人类的母亲，人类是大自然的儿女。回归母亲的怀抱，接受阳光、空气、水的洗礼，看看神奇的造化、秀美的山川，你的心灵会净化、人格会升华，会有一种对自然的敬畏和感悟，"念天地之悠悠" "感吾生之须臾"，还有什么想不开的呢？

心理平衡

心理平衡，虽然放在最后，却是最重要的部分，因为心理平衡的重要性超过前面三大基石的总和，分量这么重，所以人们说做到心理平衡，就等于掌握了调节健康的钥匙。比如说这个人肥胖、血压高、胆固醇高，但心理平衡；另一个人不胖、血压不高，但心理不平衡，情绪很恶劣，经常生气、着急，哪个更健康呢？却是肥胖的、血压高的、不整天着急的更健康。

健身先健心

心理平衡为什么这么重要呢？因为它影响太大，我们发现急性心肌梗死、脑溢血的病人，大多数发病都有心理因素。我们知道中年以后将逐渐发生动脉硬化，一般平均每年管腔狭窄1%～3%，几年、十几年甚至几十年才堵塞，可是，暴怒、着急、生气，可以因为冠状动脉痉挛而在一分钟内完全闭塞。平时需几十年才形成的，这一分钟就彻底堵塞了，所以可见它的严重性。

美国报道一个例子，有个人下班回家，看见妻子和孩子吵架，孩子操起水果刀向他妈妈心脏一刀捅过去，从前胸到后背，他一害怕，当时倒在地下就死了。后来法医解剖发现：他本身没有心脏病，可是由于恐惧，心脏强烈收缩，冠状动脉痉挛闭塞，就是说突然的情绪波动影响极大，所以，心理平衡确实是非常重要的。我们在北京市调查一些90多岁、100多岁的健康老人，研究一下他们为什么能健康长寿呢？他们的生活习惯五花八门，有人是早睡早起，有的是晚睡晚起，这个爱吃肉，那个不爱吃肉，这个爱喝茶，那个不抽烟，但有两点是共同的，老人们都是心情开阔、性格随和、心地善良、脾气好。有一个老太太90多岁，鹤发童颜，看起来像60多岁一样，操持家务都行，其实她生活坎坷，也很艰辛，每天就是粗茶淡饭，别人就问她，"为什么那么健康呢？"她说，就一句话八个字"没心没肺，有说有笑"，这八个字使她一生性格开朗。

笑，对整个集体来说，是最好的体操。笑可调节神经，促进肌肉运动，加强血液循环；能降低精神和神经的紧张，可以驱散各种忧愁烦恼，克服孤独寂寞的心情，调整心理活动等。总之，笑对于高血压病人维持健康都很重要，可以稳定血压，甚至能使血压降至正常。因此高血压病人要树立信心，保持乐观的情绪，才能健康长寿。

蚊子也能要人命

当人体情绪激动时，比如着急生气，焦虑等，能使人体分泌一种使心跳加快、血压升高的物质，并且能导致小动脉收缩，外周阻力增大，从而引起血压升高，对人体造成一定的伤害。

我一位朋友从加拿大回来度假，晚上正准备睡觉，突然发现一只蚊子"嗡嗡嗡"地叫，很生气。五星级宾馆怎么能有蚊子？不行，起来就打，打半天没打着，生气啊！打到12点，心里暗暗一狠：下定决心，不怕牺牲，一定要把蚊子打死。打到2点多钟，也没打着，结果4点钟终于把蚊子打死了。可以睡觉了吧，不行，还要躺着静听半小时，看看有没有第二只蚊子。听了半天，一点声音也没有，这下可以踏实睡了吧，结果6点多就醒了，醒来一下地啊，差点摔一个大跟头，头重脚轻。怎么回事？折腾一宿血压高起来，一测血压不得了，昨天血压122，结果今天血压196了。

在加拿大，医生告诉他：血压突然增高，药量可以加倍。赶紧加倍吃药吧，不行；吃4倍，还不行；干脆吃8倍，总可以了吧！还不行，不敢再吃了，怕出问题。赶紧打120，急诊车刚开到医院门口，车还没有停住，他鼻子突然一股血喷出来，赶紧捏住，动脉破了，用棉花塞不住，后来耳鼻喉科大夫用纱布塞得满满的，血止住了。大夫说，今天你算幸运，破的是鼻子里的动脉，要是脑动脉破了，你可就完了。

后来他到北京找我看病，我告诉他，那回啊，你可真是运气好！我跟你说吧，幸亏屋里只有一只蚊子，要是两只，你准死。你看看，有一只蚊子你血压升到196，要是两只蚊子你还不升到230呢?!你看看人家张学良，32岁任国民革命军副总司令，地位仅次于蒋介石。36岁当阶下囚，从天上掉到地下，从天堂落到地狱，多么大的打击。张学良血压不高，如果张学良心胸像你这样的呀，10个张学良都死光了，哪还能活到101岁呀！

生活是面活镜子

一位哲学家讲过，生活就像一面镜子，你笑他也笑，你哭他也哭。美国一个学者在医学院学生中发现：学生考试前很紧张、压力大，结果血压、血脂、血黏稠度都升高，可是过后他们放松了，各项指标又恢复正常了。生活必须有紧有松。事物可以从两方面去看，正反面去看有不同的结果。

什么叫幸福，没有什么统一标准，取决于你自身的体验，所以，也就是说人的心境非常重要，一个人心境好，他会感到阳光格外明媚，蓝天更蓝，空气都是清新的，看见谁都很高兴。而情绪不好，山清水秀视而不见，山珍海味淡而无味。所以你看心境不好的人，一万块钱一张的席梦思床，他睡下去也辗转反侧，整晚做恶梦。

有一个经济学家，他利用心理问题研究经济学，最后得了诺贝尔奖。他举了个例子，一个人之前生活很幸福、很快乐，一天，他参加了一个同学聚会，发现有同学比他挣钱多，比他房子大，他的幸福感立刻消失，心里很难受；相反他跟穷人比，马上高兴起来。本来啊，世上就两种人：一种人用乐观的、积极的、正面的态度看世界。天天都健康，天天都高兴，天天都是"春风桃李花开日"；另一种人用悲观的、消极的、负面的观点看世界，天天都是凄风苦雨，天天都是"秋雨梧桐叶落时"。本来是一样的，您从不同角度去比，结论完全不一样。有人因为没有鞋，痛苦极了，天天哭，人家有鞋，我没鞋。后来再看邻居孩子，人家连脚都没有，因为没有腿。我可太幸福了，我是没有鞋，他连腿都没有，他还那么用功，学习那么好。这个就看你怎么比，实际上，人的人生态度是完全不一样的，一种乐观，一种悲观。不同的人生态度，绝对会影响你不同的人生未来。如果情绪长期不稳定，就会造成大脑中枢功能的紊乱，引起血压的调节失常，从而导致高血压或使高血压加重。因此，高血压病人一定要注意保持情绪稳定。

心理平衡重在实践

心理平衡是健康最重要的，也是最难掌握的内容，重在实践。生活永远有两个方面，你就先选好的方面去看、去努力，总是有好的一面，如果总看到坏的一面，那你就总难受。有句古话形容说："宠辱不惊，闲看庭前花开花落；去留无意，漫观天外云卷云舒。"就是说，人要善于在不同场合保持心态平静，去也好，留也好，都处在一种淡泊从容的心情中，这种情况不经过修养锻炼还真做不到。心理平衡最重要，但需要在实践中不断地自我完善。

人在实践中要做到三个"正确"：正确对待自己、正确对待别人、正确对待社会。把自己的位置定好，这就是心理平衡，很多人仅仅是定位定不好。还要注意三个结合：第一，一个人既要奉献社会，又要享受生活；第二，既要有进取心，又要有平常心；第三，既要事业精益求精，还要生活丰富多彩。工作做好了，还要钓鱼、听音乐，几个方面相结合。就像中医所说的，"有阴有阳、阴阳平衡"，这就是自然规律，有白天就有黑夜，有春夏就有秋冬，有日出就有日落，有阴就得有阳，有奉献还要会享受，既有进取，还要淡泊名利。

注意生活细节

细节决定健康。在我们的生活中，有很多细节被疏忽了，而这些细节都与高血压有着直接或间接的关系，比如上卫生间、沐浴等等，所以我把这方面内容单列出来，特别提醒大家注意，并希望能从中受用。

警惕"卫生间事件"

寒冷季节里，卫生间的取暖往往被忽视，发生脑卒中的人也增多。

1. 屏气用力危险大

很多中老年朋友大便时一使劲，心脑血管血压骤升，造成生命危险。

人在排便时屏住呼吸用力，血压急剧波动，可能使血压急剧上升。强烈屏气，会使心脑血管事件增加，甚至让人猝死在厕所里。老年人常大便干燥，这时千万不可过度用力屏气。有位老人，身上正带着动态心电图记录仪，猝死在厕所里。医生解读心动图时发现，他入厕所时心律整齐，72次/分。在他第一次屏气时，心率降到42次/分。当时他感到头晕，就放松屏气，马上心率又恢复到70次/分。当他再度屏气，心率又降至40次/分，很快就变成30次/分的室性自搏，随后就心脏停搏猝死。

老年人猝死厕所并不少见，便秘者一定要小

心。大家知道，梅兰芳，著名京剧表演艺术家，心肌梗死第八天，大便后猝死，死在北京阜外医院。有位领导同志，心肌梗死，也是第八天大便后猝死在医院的洗手间。

2. 憋尿血压猛上升

有个动物实验，从尿道向动物的膀胱中注入生理盐水，使膀胱充盈，膀胱壁处于紧张状态，同时监测动物的血压，结果血压迅速上升。这是因为膀胱壁张力增高后，膀胱反射性引起血压升高。

排尿时产生的意识丧失，大都是排尿过程中出现的低血压所致。这种现象大多都发生在男性身上，女性几乎没有。因为女性排尿都是下蹲姿势，而且女性膀胱壁对张力增加的反应不像男性那么敏感。

排尿时血压波动多数发生在夜间。因为人在夜间一般都要把尿憋到最大限度，容易引起膀胱反射。特别到了冬季，天寒地冻，不到万不得已，谁也不愿起来排尿，结果就使卫生间事件增多。

3. 小心应对低血压

排便时不要着急，要集中精力，精神放松，慢慢地进行。老年人应预防便秘，一旦便秘要及时治疗。要尽可能地做到卫生间的保暖或在卧室使用尿壶来回避寒冷的卫生间。

一些男性或者身体状况不佳，或者因为药物副作用，排尿时常出现应激性反应低血压，在排尿时或排尿后头晕、意识减弱、意识丧失，甚至摔倒，症状与轻度脑卒中或心跳过缓引起脑供血不足相似。因为排尿性低血压的摔倒多是在无意识状态下发生的，当事人一般难免会受伤，一些老年人甚至出现骨折、脑外伤出血，因此本人及家属都要注意预防，上厕所时尽量有人陪同，或当事人小便时能够保持清醒。

为了减少夜间的尿量，晚餐过后，特别是睡前1小时之内，要减少饮水量。另外，务必保持卧室的温暖。卧室过于寒冷，或卧具不合适，被子小或薄，褥子太薄，都会使人越睡越冷。人受到冷的刺激后，脑垂体分泌的抗利尿激素减少，尿量增加。所以睡觉时环境温暖也是预防卫生间事件的一个手段。

另外，可以安装坐式便器，增加扶手，让行动不便的人使用尿壶。

若是由于药物副作用引起排尿性低血压，应立即请大夫更换药物。

提防浴室里面的危险

浴室也是容易发生病情的地方，我们一定要注意。

1. 不当的沐浴方式可能引发高血压

日本曾经有过高血压患者死于沐浴的报道，但欧美国家却几乎没有。高血压患者沐浴是不是真有危险呢？其实沐浴本身并没有危险。危险主要来自一些不适当的沐浴方式。譬如浴缸的式样和大小、浴室的温度和水的温度，都会对血压波动产生影响。

如果浴缸小而深（浴缸长度小于1米），水对心脏的压力就大，血压就会上升。浴室的温度与居室的温度相同或接近时，人来回走动就不会觉得寒冷，血压就平稳。中国人绝大多数是使用淋浴，浴缸的问题较少遇到，但浴室温度普遍偏低，而且与居室的温度相差较大，容易引起血压波动，导致心脑血管事件发生。

2. 洗澡水温度要适中

洗澡水的温度多少才合适呢？一般认为42℃以

下都是可以的，超过 42℃后，易患脑溢血，因为人的皮肤受到刺激，血压升高。专门研究表明，水温超过 42℃，会使体内凝血功能下降，引起出血现象。当走出浴室遇到寒冷的刺激，血管收缩，引起血压上升，血压波动引发并发症的几率也增多。

冬季和夏季浴室的温度应该有些不同。冬季寒冷，浴室温度要维持在 20℃左右，这样进入浴室才不会觉得寒冷。水的温度应该不烫也不冷，在 37℃～38℃就可以，最合适的温度在 39℃～40℃。夏季的气温高，浴室的温度多在 25℃以上，如果水的温度过高，可使人出现脱水现象。最合适的水温与体温接近，在 36℃～38℃。还要注意浴室的通风，防止疾病的发生。

中老年人需注意四点

对中老年人来说，有四点要注意，很简单，很容易做。要想"60 岁以前没有病，80 岁以前不衰老"，就从现在做起。

1. 定时起居作息

生活应有规律，按时起床、学习和就寝，要按照自然生物钟的节律作息和活动，这样有利于健康及预防高血压并发症的发生。

2. 适应自然变化

人类生活在自然界中，与自然界的变化息息相关，人体应适应这些变化。如衣着方面，应根据不同季节及时增减衣服；住房要阳光充足，防潮防湿，空气流通，有条件的可以种些花草树木，既修身养性，又美化环境。

3. 注意清洁卫生

良好的卫生习惯是增进身体健康的重要因素。中国有句老话，黎明即起，洒扫庭院。又说要勤于沐浴。这就是教育人们要养成良好的卫生习惯。

4. 戒除不良习惯

高血压病人应戒烟，避免酗酒及暴饮暴食等。

警惕死亡三联征：冬天、凌晨、扫雪

各国每年发生猝死最多的日子是在冬天下雪的第二天上午。为什么呢？血压的升高是遗传基因与外界环境因素相互作用而导致的。外界环境会导致人体神经、体液方面发生一系列的适应性改变。

季节会影响血压的变动，老年人更是如此。夏季血压会轻度降低，冬季血压会明显升高，一般冬季血压要比夏季高12（收缩压）/6（舒张压）毫米汞柱。这主要是由于气候的影响。夏季皮肤血管扩张，冬季皮肤血压收缩。有证据表明气温每降低1℃，收缩压将升高1.3毫米汞柱，舒张压升高0.6毫米汞柱。冬天温度下降，人体内的肾上腺素水平升高，体表血管就会收缩，以减少热量的散发，同时肾上腺素又能使心率加快、心输出量增加，就会导致血压的升高。夏天外界环境炎热，体表血管舒张，阻力下降，血流增加，同时也由于夏天出汗、血容量下降等原因使得血压下降。因此，有些高血压患者常会因寒冷、刺激导致血压急剧上升而发生脑卒中。

清晨，日出东方，人的交感神经兴奋性即开始升高，血压上升，心率加快，血中肾上腺皮质激素和去甲肾上腺素浓度开始上升，代谢加快，血小板活性增强，血黏度上升。这一切变化都是为了适应生存和劳动工作的需要，同时也增加了心血管系统的负担，使冠状动脉压力和应切力增加，易使粥状斑块破裂。斑块破裂后，使胶原及内膜下基质暴露，血栓形成而堵塞冠状动脉，导致心肌梗死。短暂的心肌缺血可以诱发心率失常，严重者导致猝死。早上 6 点～11 点左右是全天最危险的时刻，故国外有学者把这段时间称为"魔鬼时间"。

不少学者从大量的临床观察发现，心肌梗死发生的时间有一定的规律性，一年当中，以冬春寒冷季节发病率最高；一周当中，以周日、周一发病率最高；而一天当中，则以上午 6 点～11 点之间发病率最高。因此，人们要顺应生物钟，生活作息时间要有规律，特别是老年人，人越老，生物钟节律越固定，顺应性越差。我们见到一些自以为健康的老年人，不服老，时间安排紧张如同年轻人，出差、讲学、旅游，劳累促发心肌梗死；而一些体弱多病者，反而会颐养天年。

中老年人应当避免面部暴露在 0℃ 以下的冷空气中，因为冷空气可立即引起冠状动脉痉挛和血压升高，造成心绞痛发作。我们就曾遇到过冷天铲雪诱发急性心肌梗死的病人。因此，中老年人要带好帽子、围巾、手套再外出，别怕麻烦。

一天一片药，管住高血压

现在有人讲现代科学技术发达了，希望治病用高科技，行不行？高科技好是好，代价太高，而且只能为少数人服务。比如我们说心脏移植，全国第一例最成功的是北京安贞医院做的。东北一个14岁的小女孩，心脏移植以后存活了214天，花了20多万元，每天1000多元。有一种口服药，一小瓶100毫升5000元，有的针，一针就上千元，太贵。现在治疗冠心病，可以用根导管，再放个支架，好倒是好，这个支架内径3毫米，重量不到0.5克，多少钱呢？2.5万元，一次就二三个。再搭一根导管，1.8万元1根，用一次就得扔了，做一回5万～10万元，代价太高了。而且高科技不可能使人恢复到原来没有病的状态，我们仍然不如不得病好。

我们控制高血压很简单，一天一片药，减少脑溢血。真正的脑溢血要开颅打洞抽血，你就是活了也是半身不遂。你还不如不得脑溢血，那多好啊！有一个病人高血压12年，他的血压很奇怪，200毫米汞柱不难受，可一吃降压药他倒难受了。他老不吃药，他打听了两个医生，一个医生说，你必须吃药，另一个医生说，你既然吃药难受，就别吃了，他就不吃了。12年下来，肾动脉硬化、尿毒症，这可不得了，还要透析，一个礼拜换3次血，一年9

万元钱，结果透了 10 年，花了 90 万元钱，他爱人为他请了 10 年的假，他整天坐在轮椅上，十分痛苦，浮肿贫血，最后也去世了。其实一天一片药就可以了，有的药还不到 1 元钱，有病没有按照科学的方法，结果花了 90 万元。其实预防很简单很有效，可以让很多人不得病，从这方面来讲，高科技远远不如预防来得好。

第四部分

高血压治疗篇

　　高血压不能光靠药物治疗，还要从饮食上进行配合治疗。下面我就着重介绍一下高血压患者的饮食食谱，再简单介绍一些常用的治疗药物。

高血压食谱

　　高血压食谱可分为三类。一类是减肥食谱，每日总热量 1200 千卡～1400 千卡（1 千卡＝4.2 焦，下同）。超重、超胖的高血压患者适用；一类是日常食谱，每日总热量 1800 千卡～2000 千卡，工作日适用；还有一类是周末食谱，每日总热量 2400 千卡～2600 千卡，周末、节假日适用。

　　如果病人肥胖，先要记住：饭前喝汤，苗条健康；饭后喝汤，越喝越胖。

　　这三种食谱可灵活掌握，交替使用，最关键的一条是保持理想体重。理想的体重是健康的重要指标。超重和肥胖是我国人群监测中致动脉粥样硬化的最危险因素。

减肥食谱

　　每日总热量 1200 千卡～1400 千卡，超重、肥胖的高血压患者适用。

　　[**热量**] 1200 千卡～1400 千卡

　　[**内容**] 粮 150 克　　　　　瘦肉类 100 克

牛奶 250 毫升　　　鸡蛋 1 个

蔬菜 1000 克　　　油 15 克

精盐 3 克

　［分配］

　　　早餐：绿豆麦片粥 50 克

　　　　　煮鸡蛋 1 个

　　　　　香油拌芹菜 250 克

　　　　　牛奶 250 毫升

　　　午餐：米饭 50 克

　　　　　蒜泥拌白肉（瘦）50 克

　　　　　拍黄瓜 250 克

　　　　　生西红柿 250 克

　　　晚餐：扒鸡（瘦）150 克

　　　　　熬白菜（木耳、虾皮少许）

　　　　　　250 克

　　　　　馒头 50 克

日常食谱

每日总热量 1800 千卡～2000 千卡，周一至周五的工作日适用。不胖的患者适用。

　［热量］1800 千卡～2000 千卡

［内容］ 粮 300 克　　　　瘦肉类 100 克

牛奶 250 毫升　　鸡蛋 1 个

蔬菜 500 克　　　豆制品 100 克

水果 250 克　　　油 20 克

精盐 5 克

［分配］

早餐：燕麦片粥 50 克

煮鸡蛋 1 个

馒头 50 克

牛奶 250 毫升

午餐：米饭 100 克

清蒸鱼 100 克

炒肉丝蒜苗 250 克（肉丝 25 克）

海带汤 50 克

苹果、香蕉共 250 克

晚餐：玉米粥或豆粥 50 克

窝头 50 克

肉片冬笋（肉片 50 克、冬笋 50 克）

白菜炖油豆腐（白菜 50 克、油豆腐 50 克）

周末、节假日食谱

每日总热量 2400 千卡～2600 千卡。周末、节假日适用。

[**热量**] 2400 千卡～2600 千卡

[**内容**] 粮 400 克　　　　瘦肉类 200 克

　　　　牛奶 250 毫升　　蔬菜 750 克

　　　　豆制品 100 克　　水果 250 克

　　　　油 30 克　　　　精盐 7 克

[**分配**]

　　　　早餐：燕麦片粥 50 克

　　　　　　　面包 50 克

　　　　　　　牛奶 250 毫升

　　　　　　　盐水毛豆 25 克

　　　　　　　香油拌莴笋丝 150 克

　　　　午餐：咖喱鸡饭 150 克

　　　　　　　素炒生菜 250 克

　　　　　　　沙锅豆腐 75 克

　　　　　　　梨、苹果 250 克

　　　　晚餐：排骨汤面 150 克

　　　　　　　鸡片茭白（鸡肉 50 克）

　　　　　　　浇汁双花 150 克

荸荠虾仁 150 克

由于各人体重及劳动量不同，热能消耗可相差 1 倍以上，因而含量可相应调整。大致固定后，可以粮换粮，以肉换肉，以豆制品换豆制品，以菜换菜来增加花色品种。如瘦肉类可用瘦猪肉、瘦牛肉、羊肉、鸡肉、各种海鱼、河鱼虾、兔肉、甲鱼等。豆制品可用豆腐、豆腐干、豆腐丝、豆泡、腐竹等。有肾功能不全、糖尿病、痛风者应按病情、按医嘱适当调整。

不同品种食物也可互换，例如：主食 50 克＝切面 75 克＝白薯（红薯、芋头）125 克＝水果 250 克。瘦猪肉类 50 克＝大鸡蛋 1 个＝牛奶 250 毫升＝鱼 100 克＝带骨鸡 150 克＝豆腐 100 克＝豆制品 50 克。

另外，除常吃粗粮、鱼、豆制品和绿叶菜外，还应注意多进食一些有一定补钙、降脂、抗凝、降压等保健作用的食品，如牛奶、燕麦片、黑木耳、香菇、西红柿、西兰花、洋葱、大蒜、红薯、玉米、胡萝卜、豆芽、荠菜、芹菜、山楂、海藻类食物、苹果等。

节假日或平时常吃些熬得较软的什锦豆粥或各种适合自己口味的粥，不仅营养丰富均衡，还有助于调整妇女更年期内分泌紊乱。长寿方法很简单，苏东坡说："我得宛丘平易法，只将食粥致神仙。"食物的多样、均衡、适量，对保障纤维素、维生素、微量元素的供给，人体一生的生长、发育和健康起着决定性的作用。

高血压健康食谱

高血压患者饮食治疗是关键。下面我再介绍一些高血压健康食谱，希望大家能从饮食上很好地配合药物来治疗高血压。

家常公鸡

材料：嫩公鸡250克，芹菜75克，冬笋10克，辣椒20克。

调味品：料酒10克，酱油10克，精盐适量，味精少许，瘦肉汤30克，生姜5克，白糖4克，醋3克，豆瓣酱25克，团粉（生粉）30克，植物油20克。

做法：

（1）将辣椒剁碎，芹菜切成段，姜剁成细末，冬笋切成细条。

（2）将团粉加水，兑成湿团粉。把鸡肉切成小方块，和一半湿团粉、酱油、料酒、精盐、醋在碗里拌匀；另一半湿团粉和白糖、味精、高汤及部分酱油调成团粉芡。

（3）用热油锅，先煸鸡块，煸到鸡肉变白色，水分将干时，放进冬笋、豆瓣酱、姜末，用急火急炒，然后加放切好的芹菜，略炒一会，倒入调好的粉芡，随炒随搅，等粉芡熟时即可。

效用：适用于高血压、冠心病、营养不良、贫血、术后恢复期等病患者。

海带炖鸡

材料：净鸡 1 只（1000 克～1500 克），水发海带 400 克。

调味品：明油 50 克，料酒、花椒、胡椒粉、葱花、姜片、精盐、味精各适量。

做法：

（1）将鸡洗净，剁成一寸方块；海带洗净，切成菱形块。

（2）锅内放入凉水，鸡块入锅，用旺火烧开，撇去浮沫，加入葱花、姜片、花椒、胡椒粉、料酒和海带。用大火烧开，中小火炖至鸡块肉烂时，加盐、味精调好即可。

效用：海带中有褐藻酸、多糖及植物胶质，是降血压、降血糖的有效成分；鸡肉中含有的不饱和脂肪酸较多，且可提供较多的烟酸，有利于降血压、降血脂。

荷叶鸭子

材料：鸭肉 200 克，鲜荷叶 1 张。

调味品：糯米粉 5 克，酱油 5 克，米粉 15 克，料酒 0.45 克，葱末 0.45 克，大料 1 瓣，胡椒粉少许，姜末 0.5 克，味精适量。

做法：

（1）将鸭肉去骨，切成肉块状。

（2）将大料剁碎，与糯米同炒熟之后，再研成细末，即成糯米粉状；酱油、料酒、味精、葱末、姜末、胡椒粉等佐料调成汁，把鸭肉浸在里面，待调味浸入鸭肉，再把糯米粉、米粉等调入，用筷子拌匀。

（3）将荷叶洗净，切成 4 块，把已浸泡好的鸭肉用荷叶包好，放在盘内，上锅旺火蒸熟，约 2 小时即可。

效用：适用于老年人及高血压、冠心病、脑血管病患者食用。同时，对于营养不良、贫血、肝炎、伤寒、痢疾患者也适用。

葱拌羊肉

材料：羊腿肉250克，大葱150克。

调味品：熟花生油15克，香油10克，酱油、料酒各10克，白糖5克，姜片10克，胡椒粉1克，精盐3克，味精3克，鲜汤少许。

做法：

（1）将羊肉去掉筋膜洗净，放入清水锅中，加姜片、料酒置火上，煮沸后撇去浮沫，用微火煮至羊肉七成熟时，将羊肉捞出晾凉，顺刀切成4厘米长的粗丝，再放入沸水中焯一下，迅速捞出晾凉待用。

（2）将鲜汤少许、酱油、精盐、味精、白糖、胡椒粉、熟花生油和香油兑成调味汁，与切成的羊肉、葱丝拌匀，装盘即可。

效用：羊肉中的蛋白质和脂肪含量高于猪肉而低于牛肉，为优质蛋白质的来源之一，也含较多的有益于心血管健康的烟酸；大葱含有的多种营养素中，胡萝卜素和维生素C更为丰富，还含有纤维素和前列腺素 A 等，均是有利于降血压和降血脂的有效成分。

糖醋鲤鱼

材料：活鲤鱼 250 克，荸荠数个，笋尖 8 克，干木耳 15 克。

调味品：白糖 40 克，植物油 500 克（实际耗用 50 克），酱油 15 克，醋 10 克，料酒 10 克，清汤 60 克，精盐 5 克，葱、姜、蒜、团粉、面粉各适量。

做法：

（1）将干木耳洗净，用开水发好；葱、姜、蒜洗净，切成细丝；荸荠、笋洗净，切成薄片；团粉加上一倍以上的水调成湿团粉。

（2）将活鲤鱼宰杀，去鳞挖鳃，取出内脏，洗干净，抹干，再将鱼的两面用刀划出 5 厘米～6 厘米的刀口，先将精盐撒进刀口处，稍腌，再把干面粉向各刀口撒匀，然后把整条鱼的两面都沾满面粉，并且要沾得均匀。

（3）将油锅烧至滚开时，把鲤鱼放入锅中，不断地铲动锅底，以防粘锅。这时可将鱼尾推向锅边，使鱼身稍弯，翻过来再炸，然后把鱼身压平，并把鱼头按进油里，把它炸透，呈金黄色时，取出，滤去油之后，放进盘里。

（4）再取少量植物油倒进锅中，放入葱、姜、蒜丝，加入醋，同时，加进木耳及笋片、荸荠片、清汤、料酒、白糖、湿团粉等，烧成浓汁，快速浇在已炸好的鱼身上即可。

效用：适于冠心病、高血压、脑血管病、营养不良、消化不良以及肝脏病患者食用。

干烹虾仁

材料：鲜活河虾 250 克，鸡蛋清 5 克。

调味品：猪油 50 克（实际耗用 8 克），干团粉 30 克，精盐 10 克，葱 10 克，酱油 3 克，姜 1 克。

做法：

（1）将干团粉加水调成湿团粉；葱、姜洗净，切成末。

（2）将虾去皮，拣净，剥成虾仁，放入鸡蛋清和湿团粉、精盐拌匀，浸泡约半小时。把油锅烧热，放进腌浸过的虾仁，随炸随用筷子拨弄，炸至虾仁呈浅红色时捞出，滤去油，随即倒入酱油、料酒、葱末、姜末等佐料即可。

效用：此份干烹虾仁所含胆固醇少，故对高血压、冠心病患者尤其合适，可以经常食用。

虾仁油菜

材料：青虾（去皮虾仁）320克，油菜2棵，竹笋80克，干木耳8克。

调味品：料酒、色拉油、胡椒、精盐各少许。

做法：

（1）将青虾去皮，洒上料酒放置5分钟；油菜洗净，切成茎与叶两端；竹笋焯好切薄片；干木耳泡开洗净，切小块。

（2）锅中放入色拉油，先把油菜茎倒入锅中炝炒，快熟时加入虾仁、油菜叶、竹笋、木耳，快速炒好。之后放入料酒、精盐、胡椒即可。

效用：虾仁含有较多的蛋白质、钙、碘和多种维生素，为营养丰富、肉质细嫩、极易消化的食物佳品；油菜的各种维生素和矿物质均较丰富，为蔬菜中的上品；竹笋含纤维素较多，对预防高血脂和便秘有利；木耳含有多种维生素和矿物质、纤维素、麦角固醇、磷脂、甘露醇等，有防止血栓形成的作用。

山楂猪肉条

材料：鲜山楂 100 克，瘦猪肉 100 克，豆油 250 克。

调味品：葱末、姜末、料酒、花椒粉、味精、白糖、香油各适量。

做法：

（1）锅内注入清水，放入山楂 50 克置旺火上，烧开后放入洗净的猪瘦肉，当煮至六成熟时，将猪瘦肉捞出晾凉切成粗条。

（2）将肉条放入大碗内加葱末、姜末、料酒、花椒粉拌匀，腌制 1 小时，沥去水分待用。锅内放入油烧热，放入腌好的肉条，用慢火炸干水分并至色微黄，捞出控净油。

（3）起锅放入底油，放入余下的 50 克山楂后置火上微炒，再将炸好的肉条倒入锅中同炒至干，撒味精、白糖少许，淋入香油即可。

效用：山楂含多种营养成分及药用成分，有降压、降血脂作用；瘦肉中胆固醇含量低，有滋阴润燥的作用。

菊槐绿茶

材料：菊花、槐花、绿茶各3克。

做法：

将各材料放入瓷杯中，以沸水冲泡，温浸5分钟即可。

效用：茶叶中的咖啡碱有兴奋心脏、松弛冠状动脉、利尿作用；槐花含有的芸香甙具有扩张冠状动脉、改善血流量及降血压、降血脂作用；菊花含有腺嘌呤、菊甙、黄酮等成分，有清肝明目降压作用。本品长期服用，可用于高血压的辅助治疗。

菊花肉丝

材料：猪瘦肉250克，鲜菊花50克，鸡蛋2个。

调味品：生姜、葱、料酒、胡椒粉、白糖、精盐、湿团粉各适量，植物油100克，鸡汤80毫升。

做法：

（1）将菊花瓣用清水洗净；葱、姜洗净，切成丝；猪肉洗净，切成10厘米长的丝，再用蛋清、湿团粉、精盐、料酒抓匀；把鸡汤、湿团粉、胡椒粉、糖等调成汁待用。

（2）炒锅置火上，加植物油，烧至六成热时，放入肉丝划散，盛出。回锅放入葱丝、姜丝炒出香味，投入划好的肉丝再放入调料汁快速翻炒，勾芡淋明油，撒入菊花瓣炒匀装盘即可。

效用：菊花含有腺嘌呤、菊甙、黄酮等成分，有清肝明目降压作用；鸡蛋是高营养价值的食物，虽胆固醇含量较高，但也含大量的卵磷脂，卵磷脂具有很强的乳化作用，有利于胆固醇代谢，高血压病人不必禁食鸡蛋。本品有清热滋阴的作用，高血压病人有头晕目涩等症状服之较理想。

鸡片油菜

材料：油菜 200 克，鸡脯肉 50 克。

调味品：料酒 25 克，蛋清半个，团粉 3 克，精盐 2.5 克，味精 1.5 克。

做法：

（1）将油菜洗净，切成 3.3 厘米长的段；把鸡脯肉切成薄片，用蛋清、料酒、团粉、少许精盐拌好。

（2）将油锅熬热，倒入鸡片，旺火急炒至近熟时，取出待用。再把油锅熬热加精盐，煸油菜，最后将鸡肉和余下的佐料一齐倒入，快速拌匀即可。

效用：适于体型肥胖者及高血压、冠心病、脑血管病、骨质软化等患者食用。

凉拌茄泥

材料：茄子1个。

调味品：芝麻酱3大匙，蒜末、精盐各适量。

做法：

（1）将茄子削去蒂部，去皮，切成大片，放在上气的蒸锅上蒸20～30分钟。

（2）蒸好的茄子会出很多水，要尽量倒干净，然后用筷子把茄子捣烂成泥状。

（3）把茄泥放凉，拌入芝麻酱、精盐，最后撒上蒜末。

效用：冠心病、高血压、脑血管病等患者食用。

豆干拌菜

材料：白菜心200克，豆腐干丝50克。

调味品：酱油15克，醋5克，香油2克，味精0.1克。

做法：

（1）将白菜心洗净，切成丝。

（2）豆腐干丝先上锅蒸约10分钟，待冷后放在白菜丝上面，接着把酱油、醋、香油、味精一起倒入，拌匀即可。

效用：适用于冠心病、高血压、慢性肾炎、营养不良等患者经常食用。

香干芹菜

材料：芹菜 200 克，香干 50 克。

调味品：食油 10 克，精盐 4 克，味精适量。

做法：

（1）将芹菜连叶一起洗净，切成 3.3 厘米长的段，用开水焯过，盛在碗里待用；香干洗过，切成细丝。

（2）油锅熬热后先炒芹菜，加精盐，把香干丝放入，加酱油，旺火快炒一会，起锅前加入味精即可。

效用：适于高血压、冠心病、脑血管病等患者食用。

芹菜炒香菇

材料：芹菜 300 克，水发香菇 50 克。

调味品：精盐、醋、团粉、酱油、味精、菜油各适量。

做法:

(1) 将芹菜去除根、叶洗净,切成寸段放入碗内,加入少许精盐拌匀,放置10分钟后用清水洗净控干;香菇切片待用。

(2) 碗中放入适量团粉、味精、酱油、醋,加清水50毫升,兑成调味汁待用。

(3) 锅内放菜油少许,置火上烧热,下入芹菜、香菇迅速翻炒,倒入调味汁淋明油即可。

效用:香菇含有丰富的矿物质和维生素,含钾量高,适宜于高血压和低血钾患者食用。香菇中的香菇嘌呤可抑制体内胆固醇的形成,促进胆固醇的分解和排泄,从而防止血脂升高;芹菜含有维生素P,具有降低毛细血管通透性、保护和增加小血管的抵抗力、加强维生素C的作用,并具降压作用,对高血压、血管硬化有辅助治疗作用。本品可长年服用。

麻油拌菠菜芹菜

材料:鲜菠菜250克,芹菜200克。

调味品:麻油适量,精盐、味精各少许。

做法:

(1) 将芹菜去除根叶,菠菜去根分别洗净,分开放入沸水锅内焯约 2 分钟捞出，放入凉水中投凉，切成寸段。

（2）将切好的芹菜、菠菜放入盘中加入麻油、精盐、味精拌匀即可。

效用：菠菜可提供较多的胡萝卜素、维生素 B_2、维生素 C、维生素 E 和钙；芹菜功效如上所述；麻油则能润肠通便，以加强菠菜、芹菜润肠之功，以利降压。

干贝蒸蛋

材料：干贝 50 克，鸡蛋 2 个，猪肝适量。

调味品：葱花、味精、精盐各适量。

做法：

（1）将干贝洗净，用开水泡至发软；猪肝洗净煮至七成熟。

（2）将发好的干贝和煮好的猪肝切成筷头大小的丁。

（3）鸡蛋入碗内打散，放入切好的干贝丁、猪肝丁、葱花、精盐、味精，拌匀，上屉蒸熟即可。

效用：干贝含有丰富的蛋白质、较多的锌及维生素 B_2、维生素 B_{12}，干贝脂肪中的单不饱和脂肪酸含量高，是降胆固醇的成分；鸡蛋所含蛋白质（提供人体所必需的 8 种氨基酸）、脂肪、卵磷脂、维生素 D 等都极易被人体所吸收。本品营养丰富，有滋阴清热降压作用。

双耳汤

材料：银耳 10 克，黑木耳 10 克，冰糖 30 克。

做法：

（1）将两种木耳拣洗干净，温水泡发。

（2）把两种木耳捞出放入碗中，加入冰糖，置入蒸锅，蒸约 1 小时，取出晾温，可 1 次或分次饮服，吃木耳，喝其汤。

食法：每日 2 次，每 15 天为 1 疗程，可以长期服用。

效用：用于血管硬化、高血压及眼底出血等症。

胡萝卜汤

材料：胡萝卜 1 根，洋葱半个，芹菜 50 克，土豆 1 个。

调味品：人造奶油 1 大匙，汤（固体汤料，热水泡开）1 杯，牛奶 3 匙，炼乳 3 匙，精盐少许。

做法：

（1）将胡萝卜、洋葱、芹菜洗净，切筷头大小的丁。

（2）锅置火上，放入人造奶油和菜丁略炒，添汤煮熟。

（3）将煮好的菜汤倒入搅汁器搅成粥状糊，再加入适量牛奶，然后一起倒入锅中，烧开后加入调味料即可。

效用：胡萝卜中含胡萝卜素极为丰富。胡萝卜素在人体内可转化为维生素 A 而发生多种生理作用。胡萝卜中含有维生素 B_1、维生素 B_2、钙、镁、铁及较多的果胶、纤维素、半纤维素等膳食纤维，有降血压治便秘功效。

瓜茄饮

材料：西瓜 2500 克，西红柿 200 克，白糖适量。

做法：

（1）将西瓜去皮、籽，用清洁纱布滤汁。

（2）将西红柿用开水洗烫，去皮，也用清洁纱布滤汁。

（3）把这两种汁液合并，加适量白糖，代水随饮。

效用：可增加食欲，利尿，并能改善冠心病的症状，高血压患者亦适用。

首乌粥

材料：何首乌 50 克，粳米 100 克，大枣 5 枚，冰糖、精盐各适量。

做法：

（1）将何首乌打碎洗净，用纱布包好；粳米、大枣用清水洗净。

（2）沙锅内注入清水 500 毫升，放入用纱布包好的何首乌熬 20 分钟。

（3）沙锅内再加入清水 800 毫升，放入粳米、大枣，中火烧开，改用小火慢煮至米烂粥稠，表面浮有粥油时下冰糖、少许精盐，再煮 5 分钟，拣出纱布包不用，晾温即可。

效用：何首乌含有多种营养成分和衍生物，有调节血脂、补肝肾益精血作用；大枣含有丰富的维生素、糖类和一定量的矿物质、黄酮类、植物多糖等，为高钾低钠食物，与粳米、冰糖同食有补中和胃益气作用。高血压阴虚阳亢型，有眩晕头痛，五心烦热，心悸失眠，耳鸣健忘者，可长期服用。

绿豆麦片粥

材料： 大米 100 克，绿豆 30 克，薏苡仁 20 克，麦片 20 克，冰糖 10 克。

做法：

（1）将绿豆和薏苡仁预先用水泡一晚。

（2）锅内放绿豆与薏苡仁煮至熟软，再放入麦片与冰糖略煮 3 分钟～5 分钟。

食法： 可以热饮或放凉后再食。

效用： 绿豆麦片粥容易消化，老少皆宜。

二红粥

材料： 红花 6 克，红枣 6 枚，红糖 20 克，大米 100 克。

做法：

（1）将红花洗净；红枣去核，洗净；大米淘洗干净。

（2）把大米、红花、红枣、红糖同放电饭煲内，加水 1000 毫升，如常规将粥煲熟即可。

食法：每日 1 次，早餐用，每次食用 50 克。

效用：活血化瘀。适用于瘀阻心络型冠心病患者食用。

菠菜粥

材料：新鲜菠菜 200 克，粳米 100 克。

做法：

（1）将菠菜洗净，用滚水烫半熟切碎；粳米洗净。

（2）将粳米倒入锅中，加水 1000 毫升，置火上，煮成粥后，把碎菠菜放入拌匀，煮沸即可。

食法：日服 2 次。

效用：适用于高血压、习惯性便秘、大便干结、痔疮出血者常服用。

山楂荷叶茶

材料：山楂 20 克，荷叶 15 克。

做法：

（1）将山楂、荷叶洗净。

（2）将山楂、荷叶倒入锅中，加水，置火上煎煮，取汁。

效用：山楂含多种营养成分及药用成分，有降压、降血脂作用；荷叶含多种维生素、矿物质、生物碱、荷叶甙等，具有调节血脂作用。本品适用于高血压兼高血脂症，长期服用，效果更好。

山楂丹参茶

材料：山楂 10 克，丹参 6 克，白糖 20 克。

做法：

（1）将山楂去核，洗净，切片；丹参洗净切片。

（2）将山楂、丹参放入炖杯内，加入清水 200 毫升，置急火烧沸，再用文火煎煮 15 分钟。去渣留汁，加入白糖拌匀即可。

食法：代茶饮。

效用：活血化瘀。适于冠心病、心肌梗死患者适用。

降压茶

材料：萝布麻叶 5 克，山楂 15 克，五味子 10 克，冰糖适量。

做法：将上述各味用开水冲泡，加适量冰糖

（肥胖者不宜放糖）。

效用：萝布麻叶味苦微寒，可清热，平肝息风；山楂含山楂酸、苹果酸、柠檬酸、鞣质、钙、磷、铁，具有降血压、调节血脂作用；五味子有敛肺滋肾作用。本品代茶饮用，有降压降血脂作用，亦可防治冠心病。

红烧芋头肉

材料：芋头 300 克，五花肉 500 克，蒜 4 粒。

调味品：酱油半碗，高汤 2 碗，糖 1 大匙，油适量。

做法：

（1）将芋头去皮，切块；五花肉洗净，切块。

（2）将芋头块和五花肉块分别放入加热的油中过一下油。

（3）锅内放入全部的调味料煮沸，放入五花肉用中小火煮 15 分钟，再放入芋头煮 10 分钟左右即可。

蒜苗肉丝

材料：蒜苗 200 克，肉丝 150 克，蒜 4 粒。

调味品：精盐适量，酒 2 大匙，团粉 1 大匙，油 3 大匙。

做法：

（1）将蒜苗切段，蒜拍扁，肉丝加团粉拌匀。

（2）热锅后放 3 大匙油加热，先炒蒜与肉丝；肉丝变色后，放入蒜苗拌炒，加酒、精盐拌炒入味，盛盘即可。

盐水毛豆

材料：毛豆荚 250 克。

调味品：精盐、胡椒、香油各适量。

做法：

（1）将毛豆荚洗净。

（2）锅内放一大锅水（加一大匙精盐），置火上，煮沸后，放入毛豆荚。再次煮沸后，改用中小火煮 10 分钟左右。捞起毛豆荚，加精盐 2 小匙、胡椒、香油拌匀，放凉后即可剥食。

鸡片茭白

材料：茭白 2 支，鸡胸肉 100 克，胡萝卜 50 克，豌豆荚 10 个，蒜 4 粒。

调味品：精盐少许，酒 1/2 大匙，油 3 大匙，团粉 1 大匙，高汤 2/3 碗。

做法：

（1）将鸡肉切片，加精盐少许、酒腌 15 分钟，加团粉拌匀。

（2）茭白切片，胡萝卜切片，豌豆荚去筋，蒜拍扁。

（3）鸡片放入煮沸的水中烫一下，即捞起，胡萝卜与豌豆荚也烫过。

（4）热锅后，放 3 大匙油加热，放入蒜炒香，倒入茭白拌炒，放入高汤后，倒入鸡肉、胡萝卜、豌豆荚拌炒，加盐调味。

一日健康食谱

脑血管病患者食谱

早餐：玉米面粥 1 碗（25 克玉米面）

果酱包 1 个（面粉 25 克、果酱 15 克）

炝黄瓜条 1 小盘（黄瓜 150 克）

加餐：牛奶 1 杯（250 毫升）

午餐：米饭 1 碗（大米 100 克）

滑熘鸡肉片木耳莴笋 1 盘
（鸡肉 75 克、莴笋 150
克、木耳适量）

油菜豆腐汤 1 碗（油菜 50
克、豆腐 50 克）

加餐：香蕉 1 根

晚餐：馄饨 1 碗（面 50 克、肉 25
克、西红柿 50 克）

花卷 1 个（面粉 50 克）

瘦肉丝炒柿椒苦瓜 1 盘（肉
50 克、柿椒 50 克、苦瓜
100 克）

加餐：苹果 1 个（200 克）

心肌梗死患者食谱

食谱一

早餐：蒸鸡蛋白 1 小碗

加餐：冲藕粉加蜂蜜

午餐：碎西红柿龙须面 1 小碗

加餐：果汁冲藕粉 1 小碗

120

晚餐：鸡肉泥碎菜粥 1 小碗

食谱二

早餐：蒸鸡蛋白 1 小碗、甜面包 50 克

加餐：冲藕粉加蜂蜜

午餐：烩肉末胡萝卜泥、软米饭 1 碗（50
　　　克～100 克）

加餐：煮水果 1 小杯

晚餐：鸡丝青菜龙须面 1 碗（50 克～100
　　　克）

高血脂症患者食谱

早餐：大饼 1 块（面 50 克）

　　　煮鸡蛋 1 个（50 克）

　　　豆浆 1 碗（250 克）

午餐：米饭 1 碗（大米 100 克）

　　　豆腐脑 1 碗（瘦肉 50 克、豆腐 150
　　　克）

　　　炒青菜 1 盘（油菜 250 克）

　　　豆油共 10 克

晚餐：米饭 1 碗（大米 100 克）

　　　炒鸡丁、柿椒丁 1 盘（鸡脯肉 50

克、柿椒 100 克）

炝黄瓜条 1 盘（黄瓜 150 克）

豆油共 10 克

注：鸡蛋每周不宜超过 3 个。

心力衰竭患者食谱

早餐：煮鸡蛋半个（约 35 克）

大米粥 1 碗（大米 50 克）

午餐：肉末碎小白菜 1 盘（肉 50 克、小白菜 100 克）

糖醋莴笋丝 1 盘（莴笋 100 克）

软米饭 1 碗（大米 100 克）

晚餐：烩西红柿鸡蛋白 1 盘（西红柿 100 克、蛋白 2 个）

熘茄丝 1 盘（茄丝 100 克）

软米饭 1 碗（大米 100 克）

便秘患者食谱

早餐：馒头、大米粥、煮鸡蛋、酱豆腐

加餐：牛奶加糖 1 杯

午餐：肉末鸡蛋细面条（用菜汁煮）

加餐：冲藕粉 1 杯

晚餐：蒸糕、大米粥、牛肉末蒸鸡蛋

加餐：果汁加糖 1 杯

高纤维食谱

早餐：麸皮馒头、小米粥、煮鸡蛋、拌白菜心

午餐：大米饭、肉丝炒芹菜丝、海带萝卜汤

晚餐：大饼、牛肉炒芸豆荚、拌水萝卜

高血压常用药物

高血压本身的复杂性决定了用药的复杂性，特点是当有并发症时，对降压药有特殊要求，主要是因为一些降压药虽然降压效果不错，但影响了对其他疾病的治疗或损伤相关器官。美国关于预防、检测、评估与治疗高血压全国联合委员会（JNC）对高血压药物选择有如下建议：

疾　　病	必须选用的药物（如无禁忌）
高血压并发心肌梗死	血管紧张素转换酶抑制剂（ACEI）或 β-受体阻滞剂
高血压并发心力衰竭	ACEI 或利尿剂
老年单纯收缩压高	利尿剂或长效钙离子拮抗剂

疾　　病	对并发症起不良作用的药物
高血压并发支气管痉挛	β-受体阻滞剂
高血压并发心脏传导阻滞	β-受体阻滞剂、钙离子拮抗剂
高血压并发心力衰竭	β-受体阻滞剂、钙离子拮抗剂
高血压并发糖尿病 Ⅰ、Ⅱ型	β-受体阻滞剂、大剂量利尿剂
高血压并发高血脂	β-受体阻滞剂、大剂量利尿剂

高血压常见药如下：

α-受体阻滞剂

α-受体阻滞剂能安全有效地降低血压，适用于有血脂异常和糖耐量异常的患者，还可用于良性前列腺肥大，改善其症状。主要不良反应是体位性低血压，尤其是老年人更易复发。迄今尚无关于其对高血压患者心血管疾病危险性影响的资料。

药物举例：特拉唑嗪、乌拉地尔。

β-受体阻滞剂

β-受体阻滞剂可以通过减慢心率和降低血压，明显减少脑卒中和冠心病的危险。另外，β-受体阻滞剂还是治疗冠心病、心绞痛的重要一线药物，国际大型临床实验证实其有延长心血管疾病事件后患者存活寿命的作用，也是心肌梗死后防止复发和意外突然死亡的重要药物之一。高血压伴有心绞痛或心肌梗死的病人，应首选 β-受体阻滞剂。对于呼吸道阻塞性疾病和周围血管疾病的病人应避免使用该药。

药物举例：目前国内常用的 β-受体阻滞剂有普萘洛尔（心得安）、阿替洛尔（氨酰心安）、美托洛尔（美多心安）。

ACE 抑制剂

ACE 抑制剂通过阻止血管紧张素转化为 AgⅡ，从而减少由此介导的一切作用。盐酸苯那普利主要的是具有高度的组织 ACE 亲和力。洛汀新就是一个抗高血压药，不仅用于治疗各期高血压，尤其适应充血性心力衰竭的辅助治疗，还可缓解各种病因引起的轻、中度肾功能不全的进程。除此以外，洛汀新对胰岛素的影响有益于血糖的控制。一天服用1次，降压作用持续 24 小时。与众不同的是，洛汀新具有肾和胆汁双通道排泄优势，即肾功能正常时由肾脏排泄，肾功能不全时胆汁的排泄可代偿肾脏排泄的不足，使轻、重度肾功能不全或肝硬化的患者没有药物蓄积的危险。

禁忌症：孕妇、对盐酸苯那普利或相关成分过敏者，如以前使用 ACE 抑制剂时出现过下述反应：声音嘶哑，面部、口腔、手或足部肿胀，突发呼吸不畅。

药物举例：洛汀新（盐酸苯那普利）。

钙拮抗剂

短效钙拮抗剂，除可引起头痛、颜面潮红等常见不良反应外，还可能导致反射性心跳加快。优点是能抑制心肌和血管平滑肌对钙离子的摄取，扩张冠状动脉，增加冠状动脉血流量，提高心肌对缺血的耐受性，同时能扩张周围小动脉，降低外周血管阻力，从而使血压下降。长效钙拮抗剂其作用缓慢平稳，对老年高血压患者还有预防脑卒中的益处。不良反应是头痛、颜面潮红、心悸、体位性头晕，踝部水肿也较常见。

药物举例：短效钙拮抗剂有硝苯地平；长效钙拮抗剂有氨氯地平、非洛地平。

复方制剂

各药物成分降压作用相互协同，不良反应相互抵消，因而具有降压疗效确切、作用温和持久、不良反应小的特点。长期应用可明显减少脑卒中及冠心病的发病率和死亡率，这与利尿剂和 β-受体阻滞剂的远期效益是一致的。

利尿剂

利尿剂是最有价值的降压药物之一，但其风险、效益比呈剂量依赖性。利尿剂的许多不良反应如低钾、糖耐量降低、室性早搏、脂质异常、阳痿等多见于大剂量用药。通常使用小剂量，如双氢氯噻嗪（双氢克尿塞）12.5毫克或更低，可以减少不良反应而仍然保持疗效，如果与保钾利尿剂氨苯蝶啶合用，效果会更理想。利尿剂特别适合于老年收缩期高血压。

药物举例：双氢氯噻嗪、呋塞米（速尿）、氨苯蝶啶、螺内酯（安体舒通）。

血管紧张素Ⅱ受体拮抗剂

血管紧张素Ⅱ受体拮抗剂是最近推出的一类降压药物，它有许多与 ACEI 抑制剂相同的特点，包括在心力衰竭患者中的特殊治疗价值。目前尚无可靠证据表明其能减少高血压患者的心血管疾病的危险性。

药物举例：氯沙坦、缬沙坦。

第五部分

高血压疑难与解答篇

　　虽然人人都知道高血压，但能够真正认识高血压，并正确掌握高血压防治知识的人却很少。防治高血压不仅需要医务人员的不懈努力，更需要大家真正提高对高血压的认识，积极主动地配合和支持。下面，我就介绍一下对高血压存在的认识误区和治疗高血压经常遇到的疑难问题。

高血压患者有哪几大误区

正确治疗高血压，除了使用降压药以外，饮食疗法也是十分重要的。第一，中国人的饮食习惯里食盐摄入较多，这会加重高血压的危害；第二，高血压患者营养过剩会出现心肌梗死，营养不足易出现脑卒中。营养均衡比较难做到。但高血压病人应在均衡营养上花时间、花功夫。下面我们列举一些患者的行为误区。

误区一：要想身体好，顿顿要吃饱

吃饭七八分饱是最好的习惯，要留二三分底，千万不要吃得太饱。我国古代中医对于养育小孩，就有"若要小儿安，三分饥和寒"一说。什么叫做七八分饱，就是当你离开饭桌时还想吃饭，还能再吃。即还有食欲，肚子不撑。这控制起来比较难，关键要明白其中道理，思想通了，还要有意志控制自己的行为，养成这个习惯就好了。

误区二：为了防止饮食过量，减少吃饭次数

有些人常常害怕过量饮食，或为了减轻体重，将吃饭的次数减少至两顿，或者更少。其实，这对人的身体并没有好处。学生如果只吃两顿饭，会对学习产生不利影响。中老年人如果减少就餐次数，容易得糖尿病、脂肪肝、胆结石、高血脂病、冠心病等。

最好一天吃四顿饭，如果条件许可，尽量少吃多餐。老年人离退休下来后，或时间比较充裕，条件很好，可以改成一天四五顿。越是少量多餐，血糖波动越少，血液中甘油三酯波动就越少，胃负担减轻，有助于减肥。一天吃五顿饭，不是越吃越多，而是总量控制，少量多餐。譬如说早上加一顿，下午四五点钟吃顿，像点心一样，晚饭吃得晚一些，也有人用夜宵代替了，这样总量并不多。

误区三：黄油、鸡蛋对身体有害，不能吃

饮食中以黄油、鸡蛋、肉类为主的欧美人，现在在极力推荐减少黄油，增加通心粉，使用鸡肉代替牛肉和猪肉的饮食。但这并不是说黄油、鸡蛋对健康有害。因为对于中国人来说，大多数人黄油、鸡蛋的摄入量其实不够多。

误区四：使用保健器材代替吃药

许多病人往往不愿意吃药，而是愿意用降压帽子、降压手表、降压腰带等控制自己的高血压。但事实上，国际医学会已经证明了，对高血压最好的治疗方法是认真服药，这是那些降压帽、降压鞋、降压表等所不能代替的。

误区五：不感到难受可以不服药

高血压的症状如头疼、头晕的程度与血压高的程度是不平衡的，也是不平行的。可以头痛欲裂，很厉害，但血压不高；也可以是血压220毫米汞柱，眼看就要脑出血发生了，但不难受。因此，不难受不吃药，这是不对的。要根据血压的高低，来决定是否服用降压药。

误区六：自己治疗高血压

有些病人喜欢根据广告、根据周围的高血压病人的服药来决定自己吃什么药。这是非常错误的，也是非常危险的。得了高血压必须去医院就诊，由医生根据病人的病情进行综合判断，病人的高血压属于哪一型、哪一期，有的合并糖尿病，有的合并冠心病及高血脂。是否需加用其他药物，应由医生来判断，而不能自己按药品的说明书和广告来服药。高血压的治疗是很个体化的，每个人都不一样，不要自行买药治疗自己的高血压。

治疗高血压，中药好还是西药好

现在医学上要求的是"循证医学"，就是说要拿出充分、客观、可靠的科学依据。从这个角度上说，在临床上，西药的降压疗效非常明确、可靠，经过了很多充分的研究，而且服用后的的确确能大幅度地减少冠心病、心肌梗死、脑卒中的发作。中药并非无效，但是还需要从循证医学的角度拿出更多的论据来证明自己的疗效。现在临床上，对于高血压的病人，大都是用西药来控制，如果是轻型高血压病人，血压下降之后，可以适当减少用药量。

西药控制的效果也非常好。比如"北京降压0号"，非常好用，轻型的高血压病人，一天服用半片甚至两天服用半片即可，价格才几毛钱，一个月的费用才几块钱，不到10块钱。而且服用起来也非常方便，很简单，很可靠，也很便宜。如果是中药汤剂，也可以降压，但是每天熬药，非常不方便。

从中药和西药的副作用上，说"中药副作用小"是没有根据的。实际上，药物的副作用要从两个方面看，一方面是"是药三分毒"，任何药物都有副作用，别说是药，水喝多了水中毒，饭吃多了还撑死人，氧气多了中毒也会致人死亡。水、氧气、饭都有"毒"，怎么能说药没有"毒"呢？因此，任何药物都有副作用，一方面取决于药量的大小。一个很简单的例子：砒霜，量很小的时候是保健药，很多强身健体的药中都有砒霜；多一点，可以治白血病；再多了，就会死人。又如西药洋地黄，治疗心肌衰竭，少了无效，用得正好可以救人，再多了会害人。另一方面，各人的反应也是不同的。同样剂量的药，对张三会导致中毒，对李四正好，对王二剂量还不够。因此，中药西药都是药，副作用的大小都是因人而异、因量而异，病人根据自己的情况选择适合自己的药物、适合的量，毒副作用就是最小的。为了避免药物的副作用而刻意选择中药控制高血压、拒绝服用西药，是没有道理的。

另外，中药和西药实际上也没有严格的区分，比如治疗癫痫的西药阿托品，是从中药中提取出来的，同样也有很多中药采取西药的成分，因此，简单地划分中药西药也是不科学的。

另外，通过食物降血压，从循证医学的角度来

134

说，是没有道理的。第一，食疗并不能降血压。有人说煮玉米须的汁能够降血压、芹菜叶子汁能够降血压，但是，要每天大量地喝，本身就很不方便。而且，这些食物能否降血压，应通过临床病例的科学研究，才能够证实。在生活中，某人因为试过这种方法后降了血压，也不能完全说明是这些食疗的作用，因为，还有很多其他的因素会影响人的生理状况。第二，说苦的东西就能降血压，这更是没有道理。《太平食疗方》中说"莲子羹"能降血压，也是缺乏临床的观察，尤其是对于高血压病人应有对照组服用后是否有效做参照对比，才能得出科学的证据。因此，这些食疗方的疗效是不能肯定的。食物清淡，多吃蔬菜、水果，少吃肉类等脂肪过多的食物，每天坚持走路运动，的确能够保健，预防高血压，辅助治疗高血压，但是不能完全依靠饮食来治疗高血压。就像有人得了肺结核，每天喝鸡汤对于辅助治疗肯定是有效的，但是要单靠喝鸡汤来治疗肺结核是不行的。我经常对病人说，就比如打淮海战役，我们派游击队行不行？不行！打淮海战役，就要靠解放军大兵团作战；当然有些民兵游击队帮着更好，但是要靠小分队的游击队，那肯定是不行的。必须有主力部队，再加上一些游击队、同盟军，那当然更好。

测量血压应注意哪些问题

准确测量血压必须注意以下事项：

（1）测右臂肱动脉，以坐位血压为准。测时上臂不要被衣袖所压迫，手掌向上，不要捏拳，手臂的高度应相当于心脏的高度。

（2）测量前情绪要安定。静坐休息 15 分钟，不要紧张，尽量放松，否则会影响血压。

（3）初次测血压的人测得血压数值若很高，应休息 1 小时再测。

（4）每次测血压，必须量 2 次。如 2 次舒张压相差 4 毫米汞柱以上，则应测至连续 2 次舒张压相差 4 毫米汞柱以内时为止，取平均值为准。

血压自身如何调节

人体的血液压力并不是固定不变的，它常常随着人们的饮食、起居、脑力活动、体力活动及情绪变化而自我调节。例如在睡觉时，大脑和肌肉处于休息状态，人体消耗的能量相对减少，随之而来的是心跳、呼吸次数减少，血液流动变慢，血压也降到一天的最低值。早晨起床之后，又一天的新生活开始，新陈代谢活跃起来，为适应这种生理变化，心跳、呼吸变快，血流加速，血压也随之升高。有人做过实验，24小时最大血压差值可达40毫米汞柱，睡醒时，血压值可立刻上升20毫米汞柱左右。这种突然的变化，也会给人体带来不利的影响。有人推测，冠心病猝死多发生于清晨，可能与这些因素有一定关系。人们在不同的状态下，血压变动幅度也不一样，例如谈话时，血压可上升10%；婴儿啼哭、学生朗读、演员唱歌时，血压可上升20%；劳动或体育运动时血压（尤其是收缩压）可上升50%以上。天气变化也会引起血压波动，一般是寒冷的天气会使血压升高，酷热的天气会使血压降低。

人的血压之所以会发生这些波动，主要是由于心脏、血管运动神经及血液中的去甲肾上腺素水平对血压进行调节的结果，从而达到新的供需平衡。

由此可见，血压值的波动是一种正常生理现象。

季节、气候会影响血压吗

血压的升高是遗传基因与外界环境因素相互作用而导致的。外界环境会导致人体发生一系列的神经、体液方面的适应性改变。季节会影响血压的变动，老年人更是如此。夏季血压会轻度降低，冬季血压明显升高，一般冬季血压要比夏季高12（收缩压）/6（舒张压）毫米汞柱。这主要是由于气候的影响，夏季皮肤血管扩张，冬季皮肤血管收缩。有证据表明气温每降低1℃，收缩压升高1.3毫米汞柱，舒张压就会升高0.6毫米汞柱。冬天温度下降，人体内的肾上腺素水平升高，体表血管收缩以减少热量的散发，同时肾上腺素又能使心率加快、心输出量增加，以上几个方面就会导致血压的升高。夏天外界环境炎热，体表血管舒张，阻力下降，血流增加，同时也由于夏天出汗、血容量下降等原因使得血压下降。因此，有些高血压患者常会因寒冷、刺激导致血压急剧上升而发生脑卒中。

怎样算是高血压

高血压是指未服用降压药物的情况下，收缩压≥140毫米汞柱和舒张压≥90毫米汞柱。美国预防、检测、评估与治疗高血压全国联合委员会（JNC）制定的血压最佳标准为<120/80毫米汞柱，并规定血压>130/85毫米汞柱同时伴有糖尿病时必须进行药物治疗，没有症状的高血压不仅必须治疗，还需要选择具有保护心、脑、肾的降压药。

高血压会遗传吗

通过高血压病的流行学调查、临床资料的统计以及动物实验发现，高血压与遗传确实有很大的遗传关系。如果父母都有高血压，生出的小孩45％会有高血压；父母有一个有高血压，小孩有28％的机会得高血压；父母血压正常，孩子也会得高血压，只不过概率很小，仅3.5％。

有高血压家族史的人应该怎么办呢

由于高血压具有一定的遗传倾向，家族中有高血压病史的人应尽早采取预防措施，进行积极预防。

（1）父母双方都有高血压或者其中一方有高血压的，其子女每年每季度都应该进行身体检查，做到早发现早治疗。

（2）高血压患者的兄弟姐妹，也应该定期检测血压，做到及时发现，及时治疗。

（3）严格控制食盐的摄入量。

（4）改善饮食习惯，什么都吃，适可而止，要多吃蔬菜、水果。

（5）每天三四顿，每餐七八分饱，控制体重。

高血压的先兆信号是什么

大多数早期高血压患者可以没有任何症状。患了高血压有无症状取决于血压的水平、内脏器官有无损害及个人的耐受性。如果在精神紧张、情绪激动或劳累后有头晕、头痛、耳聋、耳鸣、失眠、乏力或注意力不集中等症状，其最常见的原因就是高血压。因此，首先应该想到找医师测量血压。如血压不高，再找其他原因。早期突然发生的高血压常伴有较明显的症状，随着对高血压状态的逐渐适应，自觉症状会越来越轻，甚至没有什么不适的感觉。但是没有症状不等于血压恢复正常，这时仍需继续监测血压，并进行适当的治疗。

高血压患者最常见的症状有哪些

高血压的临床表现，往往因人、因病期不同而异。

某些病人起初可以没有任何症状，例如有的很像神经症，此时如不测量血压很容易造成误诊。

特别要注意的是，病人的症状并不一定与血压的高低成正比。有些病人血压不太高，症状却很多；而另一些病人血压虽然很高，但症状却不明显。高血压患者常有的症状是头痛、头晕、头重、失眠等。还有些人常有手指麻木和僵硬感，也有的人在手臂上有像蚂蚁爬行一样的感觉或两小腿对寒冷特别敏感等。

高血压患者需要做哪些基本检查

（1）肾功能评价：包括尿蛋白、血肌和尿素氮、血钾的测定。主要目的是了解高血压是否已影响到肾功能，有利于判断是原发性高血压还是其他原因引起的继发性高血压。血钾低就有继发性高血压的可能。

（2）血糖测定。主要目的是了解患者有没有心脑血管疾病的其他危险因素。

（3）检查有无高钙血症。

（4）血尿酸水平。主要目的是了解有无高尿酸血症。

（5）血浆胆固醇和三酰甘油（甘油三酯）。

（6）心电图评定。主要目的是能了解高血压对心脏有无产生影响或影响的程度。由心电图可以判断出患者心肌肥厚及心肌缺血情况。

（7）X线胸片。主要目的是检查心脏的增大及其程度。由于长期的血压升高而增加了心脏的负担，主动脉发生扩大和损伤，左心室压力增高，引起左心室心肌肥厚和心脏增大，在早期这些病状不一定出现，因此要拍X线胸片。

高血压患者为什么要经常测量血压

目前高血压已发展成为严重危害人们健康的疾

病之一。许多病人因缺乏应有的自我保健意识，不注意定期检测血压，往往会导致病情加重或引起严重并发症。一般情况下，高血压病人在血压升高时，常会感到头晕、头痛、乏力等；但有些病人由于长期处于高血压或血压波动较大的情况下，会逐渐适应高血压状态，头晕等症状并不明显。若不定期检测血压指导用药，在某些诱因的促发下，很容易发生心、脑、肾等严重并发症，甚至危及生命。据报道，因高血压导致脑出血的占70%，其中不能定期检测血压者占八成。由此可见，高血压病人平时定期检测血压是多么重要。

高血压患者用药治疗的观察点是什么

高血压患者应在医师多次测量血压确诊后，经医师指导选择合适、有效的降压药，以最小剂量达到最佳效果。坚持长期、规则、按时服药及观察，切忌乱用药、随意增减剂量或擅自停药。睡觉前不宜服降压药。用降压药期间要经常测量血压并做好记录，以供治疗时参考。起床时要慢，避免体位性低血压而引起摔倒。使用利尿剂降压时要注意记录液体出入量，利尿多的病人应注意补充含钾高的食物和饮料（主要指水果汁、蔬菜汁等），如玉米面、海带、蘑菇、枣、桃、香蕉、橘子汁等。用普萘洛尔（心得安）等药物要逐渐减量、停药，避免突然停用引起心绞痛。

血压降得越快越好吗

血压并不是降得越快越好。高血压是一个长期的缓慢过程，人体对此具有一定的调节能力，可以逐渐适应（故而有些患者并没有不适的感觉），所以除了高血压急症以外，降压治疗应缓慢进行，不能求之过急。如果超出了调节范围，重要脏器的供血不能保证，反而会造成头晕、心悸等不适。从这个意义上讲，某些长效制剂，比如洛汀新，是更为理想的降压药物。

血压降到多少合适

首先强调，治疗高血压不能以简单的降压数值为标准，重要的是预防和控制器官的损害。目前，美国关于预防、检测评估与治疗高血压全国联合委员会第 6 次报告认为应把血压降到最大可以耐受的程度：

血压的最佳标准是＜120/80 毫米汞柱；

正常血压标准是＜130/85 毫米汞柱；

血压的正常高限是 130～139/85～89 毫米汞柱；

糖尿病病人的舒张压高限是 85 毫米汞柱。

高血压的药物治疗原则是什么

（1）将血压控制到一个适当的水平，消除高血压带来的种种不适感，保证患者的生活质量。

（2）尽量减少高血压对心、脑、肾等重要器官的损害，争取逐渐逆转已经形成的损害。

（3）在降压治疗的同时，要防治除心、脑血管并发症外的其他危险因素，如左心室肥厚、高脂血症、糖尿病、高胰岛素血症、胰岛素抵抗和肥胖等。

（4）方案应尽量简便，能够长期坚持。

（5）坚持个体化，针对每个病人的具体情况做出方案。

（6）提倡有病早治，无病早防，强调病人与医院、家庭要密切配合。

（7）低剂量开始，如血压未能达到控制目标，应根据服药情况增加该药的剂量。

（8）如第一种药物无效，应进行合理的联合用药，通常是加用小剂量的第二种降压药物，而不是加大第一种药物的剂量。有效的五类联合用药组合是：利尿剂＋β-受体阻滞剂；利尿剂＋ACE 抑制剂（或血管紧张素 Ⅱ 受体拮抗剂）；钙拮抗剂＋β-受体阻滞剂，钙拮抗剂＋ACE 抑制剂；α-受体阻滞剂＋β-受体阻滞剂。

（9）如果第一种药物疗效很差或不能耐受，可换另一类降压药物，而不是加大第一种药物的剂量或加用第二个药物。

一天中什么时候用药最合理

选择长效的降压药物，适宜于晨起后顿服，一般不主张夜间服用，其原因是夜间血压水平较低，大多数药物的峰效应在服后 2 小时～6 小时出现，故可能导致血压过度降低。而比较特殊的是 α-受体阻滞剂，由于可能会出现体位性低血压，常在就寝前服用。

血压降至正常范围就可停药吗

不可以。所有降压药都只有在服药期间才有效。如果血压正常就停药，那么血压或早或晚将恢复到治疗前的水平。正确的方法是在血压得到有效控制并稳定至少一年后，在医生的指导下，逐步谨慎地减少药物的剂量或种类。降压药需要长期服用，否则易引起"停药综合症"，诱发更为严重的心、脑、肾、血管疾患。

高血压患者还能长寿吗

每一个人都希望自己长寿，高血压患者也不例外。大自然赐予我们的神圣的生理寿命是 100 岁。对于高血压患者来说，由于目前抗高血压的治疗方法和药物已经取得了很大的发展，在现实生活中，他们也可以活到 80 岁，甚至 90 岁以上。一个部门曾经对一组高血压患者进行了长达 20 年的观察后发现，其中 80% 的患者都健在，并且 60% 的人年龄在 60 岁～80 岁。当然，患者要想长寿，就要做到在早期发现高血压，尽早采取有效的防治措施。

高血压伴发脑溢血如何降压治疗

对急性缺血或出血性卒中后血压的处理是有争议的。缺血性或出血性卒中后许多病人有高血压，这可能是原有的高血压，或是神经系统损害引起的自主神经系统的反应，或是脑灌注减少所导致的生理反应等引起。除原有高血压外，一般无需降压治疗，血压通常即可降至正常水平。

但是对于脑出血性卒中，由于血压过高，常容易导致继续出血，使病情进一步恶化。如收缩压大于 220 毫米汞柱，舒张压大于 110 毫米汞柱，因此，还应适当降压。

进入脑组织的出血可破坏脑组织。由于与活命有关的深部脑结构受压或扭曲或颅压升高，可导致死亡，脑出血的部位和量决定病人的预后。最佳的治疗需要防止持续出血，适当地控制升高的颅压，如果情况允许及时进行神经外科减压。大脑或小脑的巨大血肿常需要外科治疗。

高血压伴发冠心病治疗需注意什么

冠心病再次发生事件的危险极高。已有过心肌梗死或不稳定心绞痛的患者发生冠心病猝死或非致命心肌梗死的危险每年高达5％以上。它们均与血压有直接关系。HOT试验是高血压最优的治疗研究，在26个国家的近19000例患者中进行的一个多中心前瞻性随机试验，平均随访3.8年。结果发现，收缩压为135毫米汞柱，舒张压为83毫米汞柱是最佳血压水平。能够最大限度地降低心血管病发病危险。把舒张压降到83毫米汞柱以下也同样安全。该研究还认为，对于有冠心病病史的高危人群，大胆的抗高血压治疗安全有效，而且没有发现舒张压水平与主要心血管病发生率之间存在J型曲线关系。

原发性高血压是多种易感基因与不良的生活方式和饮食习惯相互作用的结果。高血压伴发冠心病说明已有靶器官损害，如果存在下列危险因素，如吸烟、血脂异常、糖尿病、左室肥厚、男性性别、年龄增大、高血压家族史（发病年龄女性小于65岁，男性小于55岁）和心血管疾病，就应该全面衡量给予积极的抗高血压治疗，改变生活方式，扭转可逆性的危险因素。

高血压合并糖尿病应注意什么

经流行病学调查显示，Ⅱ型糖尿病患高血压患者较非糖尿病病人为高。世界卫生组织报道，在糖尿病患者中合并有高血压者为 20%～50%。而 5%的高血压患者并发糖尿病。1994 年我国对 19 个城市 22 万余例 25 岁～44 岁糖尿病病人调查的结果显示，糖尿病人群高血压患病率达 55.4%。

糖尿病高血压患者与非糖尿病正常血压相比，前者心血管事件的危险性增加 4 倍～5 倍。Ⅱ型糖尿病高血压患者其血压平均升高 14 毫米汞柱，脑卒中的危险可增加 200%，心肌梗死的危险性增加 50%。多种危险因素干预试验中糖尿病高血压的男性患者，其心血管病死亡的相对危险性是单纯高血压患者的 2 倍～4 倍，女性患者为 3 倍。

糖尿病高血压患者应积极给予治疗，有效地控制血压可以延缓大血管并发症的发生、发展，同时控制高血糖可以延缓小血管并发症。糖尿病高血压的患者应视为高血压中危以上的患者，必须在非药

150

物治疗的同时，启动药物治疗。通常一种降压药物不能奏效时，应及时联合另一种或多种降压药物，使血压控制在120/80毫米汞柱以下水平。最好使用长效降压药物，且应选择不影响血糖代谢的降压药物，利尿剂是通常可选用的降压药物，但它可使血糖、尿酸水平升高，血容量减少并可有低血钾症发生，故选择时应慎重。目前有长效的利尿剂，使用时仅用很小剂量即达治疗目的，一般说来不会有上述不利反应，可以考虑选用。β-阻滞剂非选择性者因能同时抑制 β_1 和 β_2 肾上腺素能受体，故可使Ⅱ型糖尿病患者血糖升高，有时甚至诱发高血糖昏迷，对Ⅰ型糖尿病则可掩盖了过量胰岛素所产生的低血糖症状而延缓低血糖的恢复。小剂量选择性肾上腺素能受体阻滞剂不影响 β_2 受体，上述不良反应少见，可考虑选用。一般选择钙拮抗剂、血管紧张素转换酶抑制剂（ACEI）、血管紧张素Ⅱ受体拮抗剂均适于高血压糖尿病患者的降压治疗。

高血压糖尿病患者血压应控制在120/80毫米汞柱水平最为合适。因大型临床试验结果显示，血压在120/80毫米汞柱水平时，其心脑血管病患病率最低。

高血压合并肾损害时，应注意什么

高血压合并肾损害或有微量蛋白尿的患者，控制血压应该更严格些，一些研究者建议血压应控制到120/75毫米汞柱水平。血压降低时应平衡，不可过急的下降。同时应观察肾脏功能改变。各种不同的降压药物均可选做高血压合并肾损害的降压治疗。有人认为ACEI对微量蛋白尿的减少以及延缓肾脏病变的进展可能更好些。但大多数研究者认为个别降压药物对某个脏器的特别有益效果尚未能确定。

高血压经降压药物严格控制血压平衡后一段时间，突然血压又复升高，虽经调整降压药物，血压也很难再下降。经仔细询问病史、服药情况和查体后不能找出明确原因，应考虑有无肾动脉硬化造成的肾动脉狭窄。进一步检查确诊后，应尽快给予相应治疗包括肾动脉内放置支架。

高血压对脑血管有何危害

血压增高时脑部小动脉收缩，其收缩程度与血压增高程度有密切关系。如血压升高程度轻而持续时间短，此时尚不致引起严重的脑部病变；但当血压持续地中等程度升高则导致小动脉肌肉层玻璃样变和管壁变硬。由于脑部小动脉失去随全身血压波动而收缩和扩张的功能，当血压下降时即引起脑部灌注不足而导致脑组织缺血；相反，血压升高时则静脉床的灌注过度增高，导致充血、水肿或出血。高血压是促进脑动脉粥样硬化发生及发展的重要危险因子，血压水平与脑动脉硬化程度呈正相关。当动脉粥样硬化形成后，可出现动脉狭窄，甚至发生动脉闭塞。临床上可表现出缺血性症状。

高血压对肾脏有何危害

良性高血压持续存在 5 年～10 年，病理检查即可发现肾脏小动脉病变，其后继发肾实质损害，但肾脏症状出现相当缓慢，后期可发生肾小动脉硬化症。良性高血压主要侵犯肾小球前的肾脏小动脉，引起入球小动脉玻璃样变，小叶间动脉及弓状动脉肌肉膜增厚。良性高血压是否引起肾脏小动脉硬化，首先与高血压（尤其收缩压）程度及持续时间相关。一般而言，高血压需持续存在 10 年～15 年才会出现肾损害临床表现，部分患者最后转入氮质血症，甚至肾功能衰竭。

高血压如何预防

高血压是一个病程进展缓慢的疾病，它是可以预防的。

（1）从事脑力劳动的人得高血压的机会较多，所以要参加一定的体力劳动。劳动可增强体质，使肌肉和周围的血管舒张，并有利于消除大脑的疲劳，防止血压升高。

（2）合理安排生活，有足够的睡眠时间，使大脑的疲劳状态及时解除，从而使机体的新陈代谢降低，心跳减慢，周围血管舒张，血压相应下降。

（3）要尽量避免各种不良刺激因素，如烟、酒等。年龄在 40 岁以上的人，要控制高胆固醇饮食。

（4）要培养乐观主义精神，保持健康向上的情绪，并经常参加集体的文娱活动和必要的、力所能及的体育活动。

（5）已经得了高血压的人，只要治得早，使血压维持在较正常水平，那么由于血压过高而引起的小动脉硬化以及心脏、肾脏和脑血管的损伤就可避免，其发展的结果是良好的，病人仍可健康地生活和工作。如果发现较晚，治疗较迟，也不要过于忧虑，用了降压药物并采用其他有效措施，使血压下降到一定水平，也能减轻对上述器官的损伤，阻止和延缓病情的发展。

高血压预防分几级

高血压预防分三级。一级预防是指已有危险因素存在，而高血压尚未发生时，就采取措施，控制或减少高血压的发生率。一级预防也叫原发性预防。

二级预防是指对已有高血压的患者或患者群体采取措施，预防高血压加重或靶器官受损。这些措施包括一级预防的措施，再加上合理的药物治疗、心理治疗及适当运动指导等。

三级预防是指重症高血压患者的抢救，以预防严重并发症、后遗症及死亡。

预防高血压的合理膳食是什么

（1）低盐。饮食宜清淡，按世界卫生组织建议，每天食盐摄入量宜小于 6 克，其他含钠佐料，如酱油、味精较多时，应减少食盐摄入量。

（2）低脂。饮食中应控制胆固醇、饱和脂肪酸的含量，主要是控制动物性脂肪的摄入。烹调菜肴时，应尽量不用猪油、黄油、骨髓油等动物油，最好用香油、花生油、豆油、菜籽油等植物油。应尽量减少肥肉，动物内脏及蛋类的摄入。

（3）控制糖类及总热量的摄入。高糖饮食会引起糖耐量异常及胰岛素抵抗，此二者是冠心病和高血压的危险因素。总热量摄入过多，会引起超重和肥胖，而超重和肥胖是引起高血压的三大危险因素之一，因此，不应吃的过多、过饱。

（4）进食一定量的优质蛋白，它对血压有保护作用。如：牛奶、鱼、虾、瘦肉等优质动物蛋白或大豆、豆腐等植物蛋白。

（5）多吃富含钾、镁、钙和纤维素的蔬菜及水果，特别是胡萝卜、芹菜、海带、紫菜、冬瓜、丝瓜、木耳等有一定降压疗效的蔬菜。

156

什么是老年高血压

老年高血压系指年龄大于 65 岁，血压值持续或非同日 3 次以上超过标准血压诊断标准，即收缩压≥160 毫米汞柱和（或）舒张压≥95 毫米汞柱者。据大型临床试验治疗单纯收缩期高血压结果的综合分析，降压治疗可使脑卒中事件下降 33％，冠心病事件下降 23％。因此，80 岁以下老年高血压特别是单纯收缩期高血压应积极治疗。

老年高血压有何特点

1. 血压波动明显

老年人高血压的收缩压与舒张压相差较大。老年人各器官都呈退行性变化，尤其是心血管系统，动脉硬化明显，几乎成了无弹性的管道。心脏射血时主动脉不能完全膨胀，动脉内骤增的血容量得不到缓冲，导致收缩期血压增高，而舒张压相对较低，导致脉压差增大。

2. 血压波动大

表现为：活动时增高，安静时较低；冬季偏高，夏季偏低，而且血压越高，其季节性波动越明显。在 24 小时以内，以及在一个较长时期都有较大波动，容易发生体位性低血压。这与老年人的压力感受器官调节血压的敏感性减退有关。

3. 并发症与合并症多

老年人由于生理机能减退，因此，患高血压后容易引起心、脑、肾的合并症，如心绞痛、心肌梗死、脑卒中、肾功能不全等。此时需特别注意，不要应用使同时患有的疾病加重的药物。

4. 恶性高血压罕见

老年人的高血压以良性高血压居多，恶性高血压极少。表现为起病缓慢，进展慢，症状多不典型或无明显自觉症。

老年高血压如何治疗

老年高血压患者至少属于中等度危险。因此，凡老年人血压持续增高者，均应给予降压治疗。其目标血压值应控制在 140/90 毫米汞柱以下，如合并有糖尿病，血压最好控制在 130/85 毫米汞柱水平。老年高血压非药物治疗，也应依照自身体力情况适当运动。体重超重或肥胖者也应减轻体重。平衡膳食还是需要的，但不必过于严格。

药物治疗应遵循以下原则：

（1）选择一种药物先从一般剂量的一半开始。

（2）观察药物治疗效果的周期应稍长，一般 1
周～2 周再调整药物剂量。

（3）应经常测量立位血压。

（4）联合用降压药时也应从小剂量开始。

（5）使用长效降压药物时宜选择可从小剂量开
始的药物。

（6）随诊周期应缩短，以便随时观察药物治疗
反应。

世界卫生组织预防心血管病的目标是什么

1. 合理营养

使 15 岁～64 岁的肥胖人数每年减少 1％，使
15 岁～64 岁人的脂肪摄入量每年减少 0.5％，使 15
岁～64 岁人的摄取食盐的量每年减少 2％。通过健
康教育，以每年增加 5％的速度使 15 岁～64 岁的人
知道高脂肪、高糖、高盐饮食有害健康。

2. 增加运动

使 15 岁～64 岁的人每星期进行 3 次持续达 20

分钟以上的运动。以每年至少增加 5% 的速度使 15 岁～64 岁的人知道哪些运动对健康有益。

3. 防治高血压

使 20 岁～64 岁的人在 5 年中测过血压的比例每年至少递增 2%，使他们知道自己的血压是否正常。以每年增加 5% 的速度，使 15 岁～64 岁的人知道血压升高是心血管疾病的主要危险因素。使他们知道精神紧张、肥胖、高盐、高脂肪摄入和少运动是高血压的主要危险因素。也应使他们知道血压升高不一定会产生症状。

4. 减少吸烟

使 15 岁～64 岁吸烟者比例每年减少 1.5%。使他们中接受过戒烟劝告，并知道吸烟是冠心病和癌症主要危险因素的人数比例每年增加 5%。以平均每年增加 5% 的速度，使 15 岁～64 岁的人认识到在公共场所吸烟是不道德的。

家庭如何选用血压计

常用的血压计有水银柱式血压计、电子血压计和气压表式血压计三种。

水银柱式血压计主要是医用仪器。因为它的准确性和稳定性较高，所以医院一般选用此类血压计，以便能准确地掌握病人的情况。但它需要用听诊器来听声音测量血压，这就不如电子血压计方便。虽然测量方法比较容易学，但如果在实际操作中不能正确运用，产生的误差会比电子测量仪器更大。一般的高血压患者都需要有一个备用的血压计，随时进行测量，一旦有血压不稳的情况出现，便于及时就医治疗。

电子血压计是现在市场上最常见的。由于它轻巧，携带方便，操作简单，同时并不需要太多的保养措施，只要注意不摔打和不沾水就可以了，所以一般家庭用的血压计几乎都是电子血压计。现在市场上的电子血压计，以测量手段来分，主要有两种，一种是手腕式，另外一种是手臂式；以测量方式来分，有全自动的和半自动的。

腕式电子血压计比臂式的要贵，便宜的要四五百元，贵的则要一千多元。如果给老年人购买的话，选择臂式的为好。因为老年人的血管末端有一定程度的僵化，所以臂式的血压计比腕式的测量要准确。而且选用全自动的血压测量仪为好。

这些电子血压计虽然有诸多的优点，但是在运用它们进行测量的时候，限制条件也是很多的。周围噪声、袖带移动及摩擦等因素都可能影响到测量的结果。需要消费者们注意的是，每次测量前应按下快速放气阀放出袖带内的残留气体。测量血压前应保持 5 分钟～10 分钟的安静状态，正确的测量姿势应该是坐姿，测量时不要说话，不要移动手臂或身体。连续测量同一人时，应松开袖带使手臂休息 3 分钟左右再进行下一次测试。因为人的左右臂测得的血压值有差异，所以应该经常保持同一手臂测量，这样才有比较性。电子血压计若能正确使用，应该与传统的水银柱血压计一样准确。

气压表式血压计（又称无液测压计），形如钟表，是用表头的机械动作来表示血压读数，其余部分与水银柱式血压计相同，其准确度不如水银柱式血压计。而且气压表式血压计在市场上比较少见，医院和家庭里都比较少用。

第六部分

高血压疾病篇

由于人们未能真正认识高血压，没有正确掌握高血压的防治知识，从而导致近年来高血压发病率逐年增高。中风（又称脑卒中）、心肌梗死、心力衰竭、肾功能衰竭等并发症不仅没有下降，反而与日俱增。高血压已成为心脑血管病的罪魁祸首，人类的头号杀手！

百病之首——心血管病

心血管疾病是一种常见病、多发病，是当今威胁人类健康的最主要疾病之一，无论发病率还是死亡率均居各类疾病之首。但这个病没那么可怕，因为有研究表明，绝大多数心血管疾病与遗传无关，而是由后天不良生活习惯引起的。只要做到病人自我警觉、科学预防，心血管病还是可防可控的。

心血管病保健常识

了解所患心血管疾病的有关保健及治疗常识，明确所患疾病的名称、种类、分级、分期等有关情况，掌握急性发作时的急救方法、注意事项等，对有效防治疾病十分有效。

1. 患者饮食

心血管系统疾病主张低盐、低脂、高纤维素饮食，多吃新鲜蔬菜，合并糖尿病者应严格遵守糖尿病饮食。人们喜欢食用的酱菜、腌制食品等，含盐量高，应限制或禁止食用。

2. 工作与生活安排

急重症好转出院后，根据年龄、体力、疾病具体情况妥善安排体育活动及日常生活，避免过度脑力紧张及体力活动，保证有足够睡眠休息时间，劳逸结合，有利于神经和血液循环功能，提高运动耐量，肥胖者可减轻体重。但心绞痛、急性心肌梗死、重症高血压、心律失常等未控制者应限制活动。

3. 血压监测

心血管疾病血压监测十分重要，尤其是高血压患者更应重视，至少每周测量一次。要注意血压的昼夜及生理性变化规律，尽量定时定人测量，学会正确的测量方法及测量结果的判断，并做好血压及相应病情变化记录。

4. 戒烟、酒

嗜烟、酗酒是常见不良嗜好，它与高血压、冠心病、心律失常、心力衰竭等疾病，尤其与猝死性冠心病密切相关，戒除后发病危险明显减小。

5. 心理保健

心血管病多为慢性疾患，病程较长，可出现多种并发症，对生活质量有不同程度的影响。要正确认识疾病，树立乐观主义人生观，切忌焦躁、紧张、悲观，增强与疾病作斗争的决心与信心。

6. 坚持按医嘱服药

大多心血管疾病，如冠心病、高血压、心力衰竭等，需长期坚持服药。出院后的治疗是疾病整个治疗方案的一个重要部分，特别是高血压患者，血压控制正常后，仍要坚持用药治疗，突然停药会导致停药综合症，可使病情恶化，是十分危险的。

7. 定期复诊

心血管系统疾病的定期复诊非常重要，医生将依据您的病情对用药的剂量和种类给予相应的调整。由于心血管内科病用药比较复杂，专业性强。因此，建议您最好到心血管病专科医院和具有心血管病专科门诊的医院复诊。

有了症状别耽误

对于心脑血管疾病来说，发病也没关系，就是千万别耽误。也就是说，如果真的有症状了，就应该及时到医院看病。有一个银行行长，在夜里2点钟感觉胸骨位置非常不舒服，但说不清楚，好像是憋气、呼气困难。当时他本想跟夫人说说，但又想到夫人一天到晚很忙，不好意思去叫醒她。后来要打电话叫单位的车送他上医院，又觉得人家司机也挺累的，不好意思去叫。一直到了早晨7点钟，才把夫人叫醒，说很难受。等司机再来把他送到医院的时候，已经是上午9点钟了，再一看心肌梗死已经出现了。所以，如果真正出现典型的心绞痛时，到达医院的时间越早越好，原则上在6小时之内为好。

发病以后不延误，也非常重要。实际上就是注意三件事，第一件事是千万别紧张，不要动，就地卧倒，越紧张耗氧越多，越动耗氧越多。第二件事，如果你身边有硝酸甘油，马上含在舌头下面；如果有阿司匹林，嚼碎了，服100毫克～300毫克，这很管用。第三件事是千万要记住，一定别自己去找医生，一定要让医生来救你。如果你自己去找医生，上楼、下楼，很危险。曾经有一个病人，他去的那个医院很怪，在5楼做心电图。病人来到医院说很难受，医生说那你自己去做心电图吧。他坚持爬上5楼，结果心肌梗死面积越来越扩大，最后形成室壁瘤，造成严重心功能不全。另一位病人，胸痛后，不知道是急性心肌梗死，勉强步行回家休息，街坊很多人热情相伴，结果到家后心跳就停止了。

时间就是生命

对于心脑血管疾病患者来讲，时间就是生命。上世纪 80 年代一项流行病学研究表明，国外病人得病上医院很快，而我们就很慢，什么道理呢？后来发现其实北京急救车去得也挺快，但是人们得病以后，往往先琢磨我得的是什么病？我要不要上医院呢？挺一挺行不行？喝点水，找找家属、问问亲属，你看我该不该上医院？绕一圈，耽误的时间占88％；急救车到了你家再送到医院，时间只占12％，也就是说病人所耽误的全部时间里面，12％是交通时间，88％是自己耽误的。如果把这个88％缩短了，有病赶快打 120 或者找医院，或者赶紧喝水吃药，一动不动，安安静静躺着，那么预后就能大大改善。

在很多因为延误导致了严重后果的案例里面，有一个共同特点，就是他们太考虑别人的情感和自己的情感体验，不想打扰别人，也不相信自己的判断。有的人明明知道自己情况严重，但他还是选择

168

了走路、骑车，这就延误了宝贵的时间。因此，这个时候就不要考虑太多情面的问题了，我们知道，心肌梗死后，心肌细胞坏死得很快，这个时候时间是非常宝贵的。出现症状后立即到医院，3 小时之内打上溶栓药，成功率会达到 70％～80％；拖到 6 小时，就只有 50％～60％；拖到 6 小时以上，则只有 30％左右的效果了；到了 12 小时以后，就无效了。因此这个时候，每一分钟都是宝贵的，每一分钟都不能拖。

除了病人自己高度警觉以外，在著名的心血管专家胡大一教授倡导下现在很多医院都设有绿色通道，心脑血管疾病患者发作时，可以不用排队、挂号、分诊，而由胸痛门诊直接送到导管室，这样就为病人赢得了很多宝贵的时间。有了病人清晨的自我警觉、社区预防、医院绿色通道，这三关一把住，心脑血管疾病也没什么可怕的了。

高血压的并发症之一——冠心病

冠心病是危害人类健康的最主要的疾病之一。它是由多种因素损伤冠状动脉内细胞，造成冠状动脉粥样硬化，进一步导致血管狭窄甚至闭塞，在临床上出现心绞痛及心肌梗死的症状。

高血压患者冠心病的发病率高且病变更为严重。高血压能直接损伤冠状动脉内皮细胞，造成脂质沉积和动脉纤维化及粥样斑块的形成，在临床上出现心绞痛。如病变继续发展，斑块内或斑块下出血，管腔阻塞就会发生心肌梗死。而且，高血压患者心肌梗死后严重并发症的发生率极高。因此，可以说高血压是冠心病和心肌梗死的元凶。患高血压时循环阻力增加，心脏必须加倍工作，心肌相应肥大，间质纤维增生。久而久之便形成左心室肥厚，从而引起各种类型的心率失常，最终出现心力衰竭。

引起冠心病的危险因素

冠心病是由于冠状动脉粥样硬化引起的，但引起动脉粥样硬化的原因到目前为止仍然不能完全确定。大量的研究表明，冠状动脉粥样硬化是多种因素作用的结果，这些因素作用于不同的环节，最后导致疾病的发生。归纳起来，导致冠心病的危险因素主要有：

1. 年龄因素

冠心病的发病年龄多见于男性 40 岁以上，女性 50 岁以上。但近年的研究显示，冠心病的发病年龄不断提前，我们现在已将 30 岁以上的男性列为危险人群。

2. 性别

冠心病以男性多见，女性由于雌性激素的作用可以减少动脉粥状硬化的发生，在绝经前冠心病的发病率较低，女性一旦绝经，失去雌性激素的保护，冠心病的发病率就和男性一样高了。

3. 血脂

血液中脂质含量异常，包括胆固醇、甘油三酯、低密度脂蛋白、高密度脂蛋白，甚至是载脂蛋白、α 脂蛋白，都是导致冠心病的危险因素。这些因素的改变，均在不同程度、不同作用环节引起动脉粥状硬化的发生。

4. 血压

血压增高与冠心病的发生有极为密切的关系。研究显示，高血压患者冠心病的发病率是血压正常者的 3 倍~4 倍。

5. 吸烟

吸烟对冠心病的影响是十分明确的。吸烟者冠心病的发病率和病死率是不吸烟者的 2 倍～6 倍，而且冠心病的发病率和病死率与吸烟的支数成正比。

6. 糖尿病

糖尿病是冠心病发生的非常重要的危险因素。大量研究表明，糖尿病可导致全身动脉硬化，且程度相对非糖尿病患者要重。

7. 肥胖

肥胖是导致高血压、冠心病、糖尿病的危险因素之一，肥胖者冠心病的发病率要明显高于体重正常者。

8. 遗传因素

家族遗传引起冠心病的发病率是无家族遗传的 5 倍，因此，家族因素也是重要的危险因素。

9. 应激

长期精神紧张、工作压力大、过度疲劳、焦虑和恐惧的人，冠心病的发病率明显高于生活悠闲的人。

丈夫得了冠心病，妻子应该怎么办

我们常常在门诊遇到男性患者就诊由妻子陪伴，妻子不断地向医生讲述她丈夫如何地不听劝告，不按时服药……而丈夫则显出了强忍和无奈，最后受不了了，说了一句："行了，别唠叨了。"

丈夫得了病，妻子着急是理所当然的，她的唠叨充满了爱。但妻子要知道自己不仅是"妻管严"，更是一服良药。不要老绷着脸，阴沉沉的不见"晴天"。夫妻之间不仅是生活的知音，更是烦恼的消散剂。因此，妻子不要在丈夫面前唠叨他的病和不愉快的事，更不要在丈夫下班一进门就马上问他吃药了没有，有什么不舒服，并向他倾诉自己碰到的不顺心的事；应该进门后先多说一些轻松的话，适当的时候劝他不要太劳累，进行适量运动，了解医学常识，仔细观察病情，及时督促丈夫按时服药，定期门诊检查，夫妻共同进行户外活动，调整好心态，享受幸福的生活。

患病期间夫妻的性生活也得节制。

性生活是一个周身的兴奋过程，可使心跳加快，呼吸急促，血压升高，肌肉紧张，心肌耗氧明显增加，这对患有严重高血压、冠心病尤其是心肌

173

梗死的患者极为不利。有学者研究发现：心肌梗死患者性交时平均心率可达107～120次/分，约20%的患者有心律失常和（或）ST段明显偏移，心肌缺血改变。实际性生活过程中，突然发生心肌梗死、脑卒中和猝死的事件并不少见。

因此，对有严重高血压、冠心病患者，有不稳定心绞痛、心肌梗死及心功能不全的患者，应节制性生活；但这并不是意味着绝对不能有夫妻生活，不是避免亲热行为，而是注意在性生活过程中，如发现心慌、憋气、胸闷、头晕等症状，应立即停止性生活。也有人主张冠心病、心绞痛患者在性交前10分钟，含服硝酸甘油一片，以预防心绞痛的发作。有学者提出，冠心病患者，特别是心肌梗死发生后1～2个月或出院前进行运动耐量试验，能够完成次级量运动试验，或能上二层楼者，其心功能才适于进行性生活。

自幼开始抗衰老

最近一项研究表明：在北京市15岁～39岁年龄组尸检中发现，有动脉粥样硬化表现者竟占74%，其中，冠状动脉严重狭窄超过50%者达 24％。

冠心病的发病年龄已年轻化，这已向我们敲响了警钟。许多人 40 岁动脉硬化，不到 50 岁就患冠心病，60 岁就脑卒中、糖尿病、肿瘤，提前患病、提前衰老、提前死亡成为当今社会的普遍现象。生命之树本应是秋天落的叶，怎么春夏就落叶萧萧，一派暮色呢？现实生活中，为什么那么多人以提前的病理死亡代替了自然的凋亡呢？甚至小学生患了高血压，中学生开始动脉硬化，我们的世界怎么了？

在我们这样一个刚由温饱进入小康的发展中国家，经济尚未充分发展，而高血压、冠心病、糖尿病、肿瘤等慢性非传染性疾病却以发病率日渐增高、发病年龄日趋低龄化的迅猛之势向我们迎面扑来，不能不引起人们的深思。其实，这个道理很简单，就是健康教育不够，普及健康知识不够。有位老干部讲得好：我们应该有知识，不仅活得明白，死都死得明白。健康的生活方式可减少高血压、冠心病、脑卒中的发病率。

过劳死和冠心病

据媒体报道，2005年开始之际，在短短的4天内，清华大学两名青年教师相继去世，一位36岁，一位46岁。二人的去世在清华大学校园引起极大关注，人们将祸首直指压力过大而导致的过劳死。

过劳死这个词最先是由日本传入的，也称为慢性疲劳综合征，主要是因为在日本出现长时间劳累过度而发生猝死的事件而派生出的名词。出现过劳死的人在非生理的劳动过程中，人的正常工作规律和生活规律遭到破坏，比如长期劳累、过度透支，体力和精力得不到恢复，体内疲劳淤积并向过劳状态转移，使血压升高，动脉粥状硬化加剧，进而出现致命的状态。

过劳死的前5位直接原因是冠心病、主动脉瘤、心瓣膜病、心肌病和脑出血。过劳死与猝死几乎没有什么不同，但其特点是隐蔽性强，先兆不明显。

社会的竞争、进步都需要付出辛劳与汗水的代价，但不要付出健康和生命的代价。对付过劳死最好的方法就是调节好我们的工作和生活的节奏，有张有弛，减少身体的应激水平，锻炼身体，放松心情，以愉悦的方式来对待工作和生活。注意合理调整饮食，多食新鲜的水果和蔬菜。另外，定期体检，积极预防原发病也是十分重要的。

试试快乐一周减压法

放松自己是减轻心理压力、减少应激反应常见的方法。郊游、游泳、与亲人交谈、同孩子做游戏、散步，都能够做到放松自己。无论做什么事，一定要保持平和的心态。

下面向大家介绍一种国外流行的快乐一周减压法。

周一：闻一闻提神的东西。早晨闻一下薄荷或者茉莉的香味，可以让人精神百倍。

周二：将外部世界带进家里。家里放一些鲜花，将群山或其他美景照片挂在墙上，听听鸟鸣和流水声的音乐。大自然的声音可以让你不再紧张。

周三：出门。到公园、花园或者小河边走走。看、听、闻或者触摸大自然，能让你感到与大地亲近，心里充满宁静。

周四：与家人一起逛公园。与家人在一起可以感觉到亲情，有助于战胜悲伤和孤独感。

周五：表达你的感激之情。向为你开门或者任何为你服务的人说声谢谢，这不仅仅是礼貌，还是一种让人精神焕发的行为。

周六：安排休假。没有比休假更能让人放松和恢复青春活力的了。但记住，别让自己太劳累。

周日：看看喜剧电视。有研究表明，当人看喜剧的时候，悲伤和愤怒的情绪会减少98％，而改善后的情绪可以持续12小时～24小时。

高血压的并发症之二——脑卒中

脑卒中，俗称中风。临床上是指脑出血、脑梗死和短暂性脑缺血发作（TIA）。常见症状有肢体感觉、运动障碍和思维语言障碍，如麻木、偏瘫、复视、失语、记忆减退等。中风给患者本人及家属带来很大的痛苦。

引发脑卒中的因素

脑卒中泛指各种急性的脑血管意外，包括脑出血、脑血栓等。这些疾病成因复杂，如果治疗和护理不当还容易复发，有着很高的致残率和死亡率。

凡能引起血压急剧波动或脑部血液供应变化的各种原因均可成为脑卒中的诱因。劳累过度、情绪激动、饮食不节、用力过猛、超量运动、气候变化、体位改变、疾病因素、生气、饮酒等几乎都与血压波动和动脉硬化有关。有研究表明，年龄（＞50岁）、糖尿病、高血压等，都是导致脑卒中发生的危险因素。血压增高会使得脑血管破裂的风险增加，高血糖和高血脂会造成血流缓慢、动脉血管弹性下降、粥样硬化形成，为脑部组织供血的血管网在"三高"的侵袭下，会逐渐丧失活力，变得脆弱、狭窄。

脑卒中重在预防

消除危险因素（高血压长期未得到有效控制、长期吸烟和酗酒、血脂增高、喜咸食、体重超过正常20％以上、糖尿病），减慢体内动脉硬化的发展。治疗高血压，选用平稳有效的降压药物，能减少中风发病率和死亡率及降低再缺血和出血的危险性。

在预防脑卒中过程中，应注意的是：

（1）预防脑卒中关键在中年，避免发胖，不吸烟，不饮酒，不吃脂肪含量高的动物食品，饮食宜清淡、熟、软。

（2）高血压患者要保证大便通畅，排便不用力；洗澡时水温应适宜，时间也不宜过长；不能极度兴奋，长时间看电视。

（3）积极治疗高血压、糖尿病等，以防止脑卒中的再发作。

（4）已发生脑卒中的病人常有偏瘫，之后肢体功能的恢复甚为重要。关键在病情稳定后早期进行康复治疗，可先由旁人帮助推拿，以后逐渐自主活动，争取自理活动。理疗、针灸也可同时进行。

在饮食上预防脑卒中，离不开饮食和营养的调控。

（1）低盐的饮食。食盐的成分是氯化钠，钠摄入过量后，会降低动脉壁的弹性，使人容易患上高血压。一个人一天所需要的钠盐不应超过 6 克，但是人们在日常饮食中摄入的盐量要远远高于这个数字。摄入过多的盐分，也增加了身体对钾、镁、钙等电解质的需要。含钾高的食物能促进身体内钠的排泄，镁元素能够降低胆固醇、扩张血管，而摄入充足的钙能避免因缺钙造成的骨钙溶出和钙在软组织、血管壁的异常沉积。所以，摄入低盐，同时富含钾、镁、钙的食物能预防高血压、动脉硬化，从而防范脑卒中的发生。

（2）低脂肪、低胆固醇的饮食。脂肪和胆固醇是构成我们身体所需的重要物质，脂肪是供给能量的重要物质，同时增加食物的美味和饱腹感；胆固醇是构成生物膜的重要组成部分，能够帮助碳水化合物的代谢，所以摄入低脂肪、低胆固醇的食物，对于高血压的治疗、脑卒中的预防也是很有必要的。

（3）应该关注季节和物产变化造成的营养差异。冬天，是脑卒中发病的高峰期，而此时人们食物当中往往更缺乏富含维生素 C 的新鲜果蔬。维生素 C 具有抗氧化性，可以减少血中纤维蛋白原的浓度，具有对心脑血管的保护作用。一个人应尽量保持每天的蔬菜消费量不少于 500 克、维生素 C 的摄入不少于 100 毫克，这将有助于预防脑梗的发生，特别是高血压和糖尿病患者更应该做到这一点。

预防脑卒中存在的误区

有很多热衷保健的老年朋友认为动物脂肪有害无益，因而很少吃动物脂肉，动物内脏和蛋黄也因为胆固醇含量高而排斥。这种想法是不正确的。我一直提倡，什么都吃，食用时要因人而异，适可而止。动物蛋白质相比植物蛋白含有较多的蛋氨酸、赖氨酸、脯氨酸和牛磺酸，是营养界公认的优质蛋白质，长期拒食可能会造成氨基酸摄入不足、血管脆性增加和弹性下降。不可否认，动物肝脏和蛋黄中胆固醇含量确实很高，对于血脂异常的人来说，的确不适合随意进食，但同时在常见食物中它们的营养价值排名靠前，如蛋黄中富含卵磷脂，而肝脏富含维生素 A、D、B 族和微量元素铁、锌、硒、铜等，完全放弃实在可惜，而加以利用则有助于营养均衡。有许多调查和研究都表明，脑出血的发生与蛋白质摄入不足相关，却并非是营养过剩，可见一味吃素不利于减少脑卒中发生的危险。

再有人们在饮酒上的态度，要么好贪杯不能自已，要么干脆滴酒不沾，然而各种研究都表明红葡萄酒同绿茶一样，都含有多酚类物质，这是一种能保持血管壁弹性、预防动脉粥样硬化的好东西。有试验表明，每天饮用一杯红葡萄汁可防止形成血栓，产生与阿司匹林相似的保护作用，因此，人们可以通过喝少量红酒和适量饮茶来获得。

高血压的并发症之三——肾脏疾病

肾脏是人体主要的排泄器官。血液经肾小球滤过，由肾小管选择性重吸收后形成尿液排出体外。临床上有很多疾病可引起对肾脏的损害，比如高血压、糖尿病、细菌性炎症、免疫系统疾病（如系统性红斑狼疮等）。

肾脏的作用

肾脏最主要的生理功能是生成尿液，并以尿的形式排出代谢终产物及进入体内的异物、毒物和药物。正常人在安静状态下，每分钟两侧肾脏的血流量约为 1200 毫升，相当于心搏出量的 1/5。经肾小球滤过作用，生成原尿约 120 毫升。原尿在流经肾小管时，在醛固酮等激素的严格调控下，99％的水分及人体所需的重要营养素，包括葡萄糖、氨基酸、维生素 C，钾、钠、氯等电解质及微量元素等，在肾小管和收集管被选择性重吸收；而 H^+、NH_4^+、药物和毒物等则随机体代谢废物，包括尿素、肌酐及非蛋白氮等，组成终尿排出体外。正常人每日尿量约 1500 毫升。可见，肾脏在排泄异物、毒物及代谢终产物的同时，亦能调节体内水分及体液中多数晶体成分的浓度，维持水、电解质及酸碱平衡，从而起到维持内环境稳定的作用。

排尿量主要决定于身体水分的平衡，受多种因素的影响，饮水少、出汗多，身体处于缺水的状态时，水分排出减少，尿量随之减少，会使得其中代谢废物的浓度升高，因为正常人每天代谢废物的产生量和产生的速度是相对恒定的。通常早晨第一次排尿颜色较深，就是因为尿液浓缩。

出于维护肾脏和泌尿系统健康的考虑，应保证每天的尿量达到 1000 毫升以上，这有利于身体代谢废物的排出，减少对肾脏组织的伤害。

高血压引起肾脏疾病

高血压时，作为全身血管一部分的肾小动脉和毛细血管受损引起肾小球硬化。当病变继续发展时，肾小球滤过能力和肾小管重吸收能力下降，患者出现蛋白尿、血尿、水肿等一系列症状。随着病情的进一步发展，最后转入氮质血症、肾功能衰竭，只有靠透析或肾移植，才能延长患者的生命。

总之，高血压可引起肾脏损伤，而肾脏损伤又加重了高血压。

伴随着年龄的增长，绝大多数高血压患者肾脏病变后，肾小球硬化会加重，约有15％的高血压会发展成尿毒症。在我国1998年对高血压的统计是1.1亿人，其增长速度为每年350万人，到2003年则为1.3亿人左右，占到了总人口的10％。每10个人中就有1个高血压病人。也就是说，100个人中有10个高血压病人，而这10个人中就有一个半人会成为尿毒症，这个数字是很恐怖的，应该引起全社会的高度重视。

在饮食中预防肾脏疾病

1. 少盐饮食

饮食应以清淡为宜，少吃咸食。吃盐过多，会使血管硬化和血压升高。每人每日摄盐量在6克以下。

2. 少吃甜食

甜食中糖分含量高，可在体内转化成脂肪，容易促进动脉硬化。

3. 少吃含胆固醇的食物

食物中的胆固醇含量高，可加速动脉硬化。

4. 戒烟限酒

有烟酒嗜好的高血压患者，会因吸烟喝酒过多而加重对心脏、肾脏的损害。

5. 宜多吃含优质蛋白和维生素的食物

如鱼、牛奶、瘦肉、鸡蛋、豆类及豆制品。

附录一 保健养生箴言

一个中心

以健康为中心。

以健康为中心，健康不得病，个人少受罪，家人少受累，节省医药费，造福全社会。

两个基点

糊涂一点，潇洒一点。

不要整天计较一些鸡毛蒜皮的小事；站得高一点，看得远一点，心胸宽一点，肚量大一点，这样做人、做事都好办。

三大作风

助人为乐，知足常乐，自得其乐。

帮助别人是最大的快乐，助人为乐。比上不足，比下有余，知足常乐。人要是倒霉了，也要高兴，你现在倒霉，意味着光明就在前面，自得其乐。

四大基石

合理膳食，适量运动，戒烟限酒，心理平衡。

近年，国际科学界提出了一个口号：公众理解科学、科学引领生活。这里的科学理念指的是1992年"维多利亚宣言"的四大基石：合理膳食、适量运动、戒烟限酒、心理平衡。

四大基石的核心就是古人说的"适者有寿"。"适"指适度、适当、适应。适度是凡事不过分，不过激，不走极端；适当是指把握好事物与环境之间的全方位、多角度、多层次的关系；适应是指随着外界环境变化，自身也要跟着相应变化，即与时俱进。比如合理膳食，关键是合理；适量运动，关键是适量；膳食与运动都是健康必需，但又都是"双刃剑"。心理平衡，关键是平衡。这种平衡并非心如枯井，更非麻木不仁，而是一种理性的平衡，智慧的平衡。喜怒哀乐，人之常情，但切勿大喜大悲、大惊大恐。不然，芝麻大的事就勃然大怒，造成心梗、脑出血，将会遗恨终生。"适"字，不仅对个人健康有用，而且对治家、治国也一样有用。里根总统上台时的国情咨文里引用了老子《道德经》的一句话："治大国，若烹小鲜。"虽然只有7

个字，却蕴含着深刻的哲学道理，即世间万物，大到治国，小到烹鱼，都是一个道理，即掌握好"火候"，把握好"度"，则身心健康，国泰民安。反之，则宽严皆误，四面楚歌。

"适"字的本质就是辩证法，一位智者说过："学好哲学，受用终生。"哲学是做人、做事、修身、齐家、健康、幸福、长寿的第一法宝。

四个最好

最好的医生是自己，最好的药物是时间，最好的心情是宁静，最好的运动是步行。

有了这些，基本上不用吃什么药，我们个个都能健康七、八、九，百岁不是梦。

"三心三自"

三心：事业上有颗进取心；生活中有颗平常心；心灵里有颗慈爱心。

三自：自信、自强、自律。

自信是成功的基础，自信不是自负，自信是了解自己，永远乐观不悲观；自强不是逞强，自强是顺应自然，顺势而为，适度均衡，阴阳和谐，这才能强大；自律是防腐剂，不然，春风得意便忘乎所以，贪心贪欲，前功尽弃。有了这"三心三自"，便会头脑冷静，理性分析。不以物喜，不以己悲；宠辱不惊，去留无意；清风明月，物我两忘。什么功名利禄，酒色财气，都会如同粪土；一身正气，永远立于不败之地。

健康生活"三个平"

平常饭菜，平和心态，平均身材。

1. 平常饭菜：一荤一素一菇

最近联合国粮农组织提出一个新的口号，即21世纪最合理的膳食结构就六个字：一荤一素一菇。我现在就这样，每顿饭有一个荤菜，鱼啊肉啊鸡蛋啊，鸡鸭鱼虾都可以。一个素菜，萝卜啊青菜啊，几个青菜混在一起。一个菇，蘑菇、茶树菇、金针菇、黑木耳或者海带、草菇都可以。

为什么要一荤一素一菇呢？首先，你一定要有个荤菜。因为人是杂食动物，人不能完全吃素，荤菜一吃以后，动物蛋白有了，高级营养蛋白也有了。其次，要有素菜。素菜一吃以后，纤维素、维生素、矿物质也有了。吃素菜很重要，能使大便通畅。最后，还得有菇。菇就是食用菌。现在越来越发现，食用菌在膳食中所含营养特别全面，有三大作用：第一，菇是灵芝，服用会使血脂下降，胆固醇、甘油三酯下降，血黏度下降，动脉硬化延缓，心脑血管病减少；第二，菇含有香菇多糖，使免疫力提高，癌症减少，所有吃菇的地方，癌症都少；第三，菇还有一种抗氧化作用，使细胞凋亡慢，延缓衰老，使老年痴呆减少。在北京，每死100个人，就有52个心脑血管病，22个癌症，这就占了74个。如果我们经常吃菇，心脑血管病就少，癌症减少，衰老减慢。

2. 平和心态：乐观是超级保健药

何为好心情？就是有好心，还得有好情。好心是爱心、善心、真心。科学研究表明，爱心多，内啡肽释放就多，人体微循环得到改善，免疫力提高。爱心使人健康，善心使人美丽，真心使人快乐。好情是友情、亲情、爱情。友情使人宽容，亲情使人温馨，爱情使人幸福。有了这三个心，有了这三种情，你一定有好心情。

不争不恼不怒，爱心宽容大度。

乐观积极的心态所具有的力量超过我们的

想像。

我调查过北京市 200 例猝死病人，有 50％死亡以前 24 小时之内生气、着急、情绪激动，20％～25％死以前半小时喝酒、激动、生气，18％死亡发生在 30 秒之内，刚刚还说着话，说死就死了，30秒就死。就是说，精神情绪影响很大。

3. 平均身材：不胖不瘦不堵

肥胖就是疾病的象征，肥胖就是衰老的象征。

肥胖对身体有什么损害呢？简单一句话，超重减寿那是肯定的。30 多岁，你就胖，表明你已经老了，你就是有病。

有女士问我，洪教授你说腹部吸脂好不好，塑身好不好？我跟她说：减肥不是为了整容，吸脂是一种整容；减肥也不是塑身，减肥是为了健康。你靠不吃饭去塑身是不对的，应该加上合理膳食，适量运动。

强身健体"八个八"

日行八千步，夜眠八小时，三餐八分饱，一天八杯水，养心八珍汤，强体八段锦，无病八十八，有寿百零八。

我说"日行八千步"，并非绝对，按日本人的方法是日行 1 万步，都可以。但至少 3 公里，也就是 6000 步。8000 步是个大概，最高 12000 步，最低 6000 步。

"夜眠八小时"，很多人以为，人类睡六七个小时就够了。做实验得出的结论，人类需要睡眠 8 小时。美国人在极黑的房间里、黑黑的山洞里做实验，不受外界干扰，发现人无论睡眠长短，通常醒 12 小时，睡 6 小时，或醒 18 小时，睡 9 小时，平均算下来睡眠时间正好是醒时的 1/2。按照生物节律，按照自然规律，人每日睡 8 小时符合生物钟。

还有就是经常做做八段锦。国家体委的一位老领导，80 多岁，身体好得不得了，还长跑呢！他就是按照八段锦做的。现在有人也想开了，很多公务员为了锻炼身体，愿意花 1 万块钱买个卡，下了班开车去健身房，你走路去多好。换完衣服，练得满身大汗，再洗澡。你要练这个肌肉，那个肌肉，这种锻炼都不如八段锦管用。中国的传统养生法非常简练，非常省钱，非常有效。现在健身器械越来越复杂，什么耗氧量、卡路里多少，动不动一张表格。要我说啊，最复杂的本来可以变得最简单，没有这个表格我感到很舒服。其实男的、女的、壮的、弱的，大家不可能都一样。人人弄一个表格，就像一件衣服，男女老少高矮胖瘦，衣服就一套，一样的宽三尺，长十尺五，怎么行？

"无病八十八"，强调健康寿命长。半身不遂地躺在那儿，耗着，没有生活质量。

"有寿百零八"强调的是健康寿命，即活着就要享受生活，生活就要讲究幸福度。

"养心八珍汤"讲的是人的整个人生、整个世界的阴阳和谐、中庸。中国的中庸是指平常心。平常心好啊，平常心就是中庸。

养心八珍汤

慈爱心一片，好肚肠二寸，正气三分，宽容四钱，孝顺常想，老实适量，奉献不拘，回报不求。

养心八珍汤有六大功效：诚实做人；认真做事；奉献社会；享受生活；延年益寿；消灾祛祸。

四君子汤

君子量大，小人气大；君子不争，小人不让；
君子和气，小人斗气；君子助人，小人伤人。

君子的品德有 8 个字：量大、不争、和气、助人，其中有着极丰富的底蕴和哲理。

量大，海纳百川，有容乃大。现代研究认为，在成功者中，非智力因素——意志、品德、度量等占 80％以上，而智力因素不足 20％。不会做人者，就不会做成事。

不争，这是一种高尚的心灵境界，老子说："对不争者，人莫能与之争。"属于自己的，不必争，自然会属于你；不属于自己的，争也争不来，争来了，将来会失去更多；对别人的成绩要由衷地赞赏、发自真心地祝贺，不要嫉妒，因为嫉妒别人就是伤害自己的开始。

和气，当然要发自真诚，俗话说，和气生财。处世要智圆，外圆内方。

助人，助人是精神的至高至美境界，助人是快乐之本，要学会与人同享快乐。送人玫瑰，手有余香。

常喝"四君子汤"，让你一生都健康。

健康金字塔　塔下四种人

聪明人，投资健康，健康增值，一百二十；

明白人，储蓄健康，健康保值，平安九十；

普通人，漠视健康，健康贬值，带病活到七八十；

糊涂人，透支健康，提前死亡，早早离去五六十。

21世纪，躯体的、心理的、社会人际适应的和精神道德上的良好和完满状态才称之为健康。这就好比一层层向上的金字塔，是全方位的概念，而不仅仅是指没有疾病，或没有不舒服，更不是仅仅指体格健壮。

一个人到医院检查，所有化验及B超、CT、心电图一切正常。他是否健康呢？不一定，因为如果他做了亏心事，他贪污了，整天提心吊胆，害怕警察敲门，他已经不健康了。有位拳王，天下无敌手，但他也不健康，为什么呢？因为他犯罪进监狱了。因此，健康素质高的人也一定是思想道德、科学文化素质比较高的人。

对健康有四种不同心态的人，第一种人是聪明人，他们主动健康，投资健康，结果健康增值，轻松活到一百二十；第二种是明白人，他们关注健康，储蓄健康，结果健康保值，平安生活到九十；

第三种人是普通人，他们漠视健康，无动于衷，结果健康贬值，只能带病活到七八十；第四种人是糊涂人，他们之中许多是白领精英，他们透支健康，提前得病，提前死亡，结果生命浓缩，五六十便撒手人寰。四种态度，四种结局；因为健康面前人人平等，种瓜得瓜，种豆得豆；一分耕耘，一分收获。

中年健康四句话

三十努力，四十注意，五十轻松，六十成功。

人到了 30 岁时就要努力培养健康理念和健康生活方式，"健康是 1，其他是 0"，"爱妻爱子爱家庭，不爱健康等于 0"。

40 岁时，是身体健康状况的转折点，发病危险性大增。男性 40 岁以后要格外注意饮食，由于我国膳食缺钙，中年人每日喝 1 袋牛奶对增强体质、防止骨质疏松很有必要。要多关注家庭，多话聊，用"心"话聊，用"情"话聊；多看另一半，深情地看，据法国的研究证明，这样可减少家庭的"亚健康"。

结合其他研究，总起来说，中年健康的关键就是一、二、三。一是：态度第一，因为态度决定一切；二是：给健康以时间，给健康以空间；三是：好妻子，好孩子，好身子。这主要与心理和感情因素有关。

长寿诗

天天三笑容颜俏，七八分饱人不老，相逢借问留春术，淡泊宁静比药好。

第二春之歌

半生戎马匆匆，半生悠悠从容。

半百人生如烟，半亩桑田随缘。

半客半友谈笑间，半醉半饱常忘年。

半歌半工半悠闲，半人半佛半神仙。

半之歌乐无穷，半之情和永年。

附录二　保健养生新观念

人活百年不是梦

100岁，这是大自然赐予我们的神圣的生理寿命，但前提是你必须关爱自己而不要自己伤害自己。同时还要健康，因为不健康，就要受病痛折磨。这还不够，还要快乐，因为快乐是人生至高境界。每天早上一睁眼，太阳每天都是新的，心情每天都是美好的，生活每天都是充实的。

根据科学推测，人类生理寿命应比现在的实际寿命长得多。那么人的生理寿命应该是多少呢？

按照生物学原理，哺乳动物的寿命应该是生长期的5倍～6倍。人的生长期是到最后一颗牙齿长出来的时间（20岁～25岁），照此计算，人最长寿命应该是 $6 \times 25 = 150$ 岁，最短是 $5 \times 20 = 100$ 岁，也就是说，人再长寿不会超过150岁，人再短命不会短于100岁，这是大自然赋予我们的寿命。

失去健康，就失去一切

我们活到 100 岁还不够，还必须要健康。按照世界卫生组织的定义：65 岁以前算中年人，65 岁～74 岁算青年老年人，75 岁以后才算正式老年人。可现在的情况呢？应该活到 120 岁的却都只活到 70 岁，整整少活了 50 年。本应该 70 岁～90 岁很健康，好多人 30 多岁动脉硬化，40 多岁冠心病，50 多岁脑溢血，60 岁～70 岁活是活着，但是生活质量不高。我们医院有一个病人，4 年植物人，花了 150 多万元。最后死的时候是皮包骨头，浑身褥疮。往停尸房一放，样子吓死人。遗体告别时，美容师给他做整容，把脸上凹的地方贴上蜡，让它凸出来。最后，眉毛是假的，鼻子是假的，到遗体告别时，大家都看不出他是谁了。

还有一个病人，住院每天花费 3000 多元，前前后后花了 50 多万元，最后还是死了。50 万元对他来说倒是小事，但是 14 个人照顾他一个人，为什么呢？他一进重症监护室，就有 6 个护士在左右护理着；他家里人觉得 6 个护士照顾不放心，又雇了 3 个保姆，6 加 3，这就 9 个人了；两个女儿轮流值班，11个；老伴天天到，12个；住院医生管着他，13个；科主任查房，14个！14个人照顾他一个人，半年花了50万元也没能活过来。

所以说，一个人活到100岁还不够，还要健健康康才有意义，不然活着就是受罪。没有了健康，一切幸福生活都将不存在。

最近调查显示，中国人寿命不短，但是健康寿命不长。我们的平均寿命是71.8岁，已接近发达国家的水平，但我们的健康寿命才62.3岁，世界排名第81位，而日本以健康寿命74.5岁排在第1位！

中国人有个观念，叫"好死不如赖活着"。就是活着是活着，癌症也算活着，植物人也算活着，但生命质量极差，这不是我们所要的，我们希望的是健康100岁。

健康100岁够不够？还不够，还要快乐。一个人的最高境界，活在世界上天天要快乐，生活才有意义。每天都高兴，每天都快乐，太阳每天都是新的，心情每天都是好的，生活每天都是充实的，活到100岁，又健康，又快乐，这才是我们倡导的健康新观念。

生命最美是凋亡

人的生老病死如春夏秋冬一样是自然规律，但死的方式却不同。一种是自然凋亡，一种是病理死亡。怎样算是自然凋亡呢？

自然凋亡即程序死亡，正如春天的花儿凋谢，冬日的树木落叶，对人而言就是无病无痛，无疾而终，百岁之后，静静离去在睡梦中。就像宋美龄106岁，睡了一觉就走了。然而现在绝大多数人都是病理死亡，即提前死亡，这种死亡犹如树木经风雨摧残，病虫损害，在夏天即枯萎死亡。对人而言就是患病后的肉体痛苦，心灵折磨，七十八十，身心煎熬，人财两空。

人人都希望自然凋亡，可现在的社会普遍现象却是提前得病，提前残废，提前死亡，这是为什么呢？原因是我们违背了自然规律，违背了生命规律，一句话，我们违背了科学的生活方式。

我有一个病人，当年36岁，13岁开始抽烟，烟龄23年，酒龄18年，麻龄12年，赌龄5年。结果刚刚36岁，3支血管堵塞，心肌梗死。他这个病纯粹是胡吃吃出来的，喝酒喝出来的，抽烟抽出来的，生气气出来的，赌博赌出来的。他的病是自己找来的。

所以说，如果你自己不关爱自己，那谁也救不了你。

老子曰："大道甚夷"，大道是很平坦的。健康的道理其实很简单，即谁违背自然规律，谁早早病理死亡；谁顺应自然规律，好人一生平安。

死于无知更可怕

前世界卫生组织总干事中岛宏博士指出："只要采取预防措施就能减少一半的死亡。"也就是说有1/2的死亡完全是可以预防的。因此中岛宏博士说过一句话："许多人不是死于疾病，而是死于无知。"他再三提出告诫："不要死于愚昧，不要死于无知。"因为很多病是可以不让它发生的，是可以避免死亡的。

有一位教授，患有冠心病，本来应该避免突然用力。有一回他搬书，书很重。其实一次搬二三本书一点事也没有，但他一次搬一摞书，一使劲屏气，当即心跳停了。经过全力抢救以后，心跳复苏了，可大脑死亡了，变成了植物人。如果他要是受过健康教育，知道自己不能憋气，不能突然用力，搬书一次搬二三本就行了，或者干脆不去搬这摞书，就不会变成植物人了。

还有北京的一位男士，11月1日买了许多白菜放在墙根儿。11月3日下了一场雪，他怕白菜冻坏了，于是从3楼下来搬白菜。白菜一棵好几斤重，他第一次搬了3棵，从楼下搬到3楼阳台，第二次搬了2棵，第三次又搬了2棵，总共五六十斤重。可是因为平常不干活，他一下子上下3楼好几趟，累得直喘，越喘越厉害，咳嗽吐痰，吐血沫痰。他感觉不对，赶紧上医院吧！医生一看不得了，急性心肌梗死，赶紧抢救，打了一针药，这一针药0.1克1.5万元。当时，金子1克是100元，0.1克金子才10元钱，这个药0.1克就要1.5万元。药效不错，打进去之后病情很快就缓解了。最后一结账，医药费花了6万元。想一想，为了这6元钱的白菜花了6万元医药费，命差一点儿就没了。如果他接受健康教育，知道其中道理，就不会发生这些事了！

健康人更应该被关爱

我 1981 年去美国，专搞预防医学研究，导师是非常有名的斯丹姆教授，世界级权威。他带我到芝加哥的一家公司开午餐会，老板说今天开会是给 10 年当中不得病的人发奖，一人发一件 T 恤，一个网球拍，还有一个信封里面装一张支票，是象征性的少量奖金。然后，大家为他们鼓掌，都很高兴。

回去一想，美国这个企业家太聪明了，人家美国关心的是健康人！因为他的员工 10 年不得病不花钱，可以省许多医药费，才给他一件 T 恤、一个网球拍，你想他创造的财富有多少？这家公司里有游泳池、健身房、网球场，鼓励大家运动，大家都不得病。

我回来后，到北京一看，我们的工会主席、支部书记一到过年过节，探访的都是老病号，病越重越去看他，健康的人反而没人关心！

美国这个公司所关心的是健康人，让大家健康不得病。

在我国，我们的观念是重医疗，医疗费花个五万十万的没问题。在我管的病房，住院的干部一住院费用就好几万。医疗费花一百万元也没问题，国家对慢性病的预防却投入很少很少。

实际上有专家研究得出结论，对心血管病在预防上花 1 元钱，医疗费能省下 8.59 元，同时测算出它还能省下约 100 元的终末抢救费。

我在北京农村搞过一个调查，有户农民 1 年收入 20 多万元，他很有钱，过年给小孩买烟花爆竹一花就是 2000 多元。这么有钱的人，全家 7 口人却共用一把牙刷，他认为刷牙是多余的。结果这家 7 口人有 4 人得了高血压。

实际上保持口腔健康，可以减少很多病，如动脉硬化、心脏病等。在国外口腔健康被认为是第一重要的，世界卫生组织也非常重视口腔卫生健康。所以健康观念要转变，要从治疗转变到预防上。

智者不惑

在我国物质文明大大进步了的今天，为什么一些慢性病反而更多了？发病年龄更早了？一些原来可以控制的高血压、糖尿病不但控制率很低，而且并发症很高？慢性病的形势怎么越来越严峻了？

归纳起来原因有三：

一是无知无为。即病于无知，死于无知。

二是有知难为。许多中青年人，有保健知识，也想健康，但工作、生活、家庭的压力过大，权衡下来是无奈，只好透支健康，浓缩生命。

三是有知不为。更多的人尽管知道保健知识，但实践中就是做不到。这就是人性的弱点。人性中有一个知、信、行的落差公式，或称闻道、悟道、行道公式。这个公式是：100个人闻道，其中能悟道者仅50人，而能行道者则不到10人。以吸烟为例，据流行病学调查：100个人中有95人知道吸烟有害，但愿意戒烟者仅50人，而真正戒烟成功者不足4人，可见落差之大。其他如减肥、高血压等，治疗控制率的情况也大致相似，都有很大落差。

目前，城市中大多数人属于第二、三种。知识与行为，闻道与行道之间有这么大的鸿沟，那么应该怎么办呢？

古人说：智者不惑，勇者不惧。何为智者？遇事不惑者也。遇到一件事或一个问题，能够全面、客观、有深度地进行综合分析、思考和比较，不仅知其然还知其所以然。然后认清目标，矢志不移，持之以恒，百折不挠；水滴石穿，终成正果。智与知不同，知是知识，一学就会，但只是表层知识，并不形成性格，不一定能变成信念与行为。而智是"知"加上"日"，即有了知识后，还要日日潜思精炼，天天悟道行道，才能提升成智慧，升华成性格；才能遇事登高望远，高屋建瓴并且持之以恒，一以贯之。能做到智和勇，不是容易的事。

当年，白居易曾向一位高僧虚心讨教，佛法的真谛究竟是什么？高僧说就8个字："诸恶莫作，众善奉行。"白居易说："这还不简单，连3岁孩子都懂得。"高僧说："3岁孩子懂得，80岁的人做不得。"真是一语道破天机。的确是这样，古今中外都一样，懂得是容易，但做到却不易，这就是人性的弱点，这也是健康教育乃至一切工作的焦点、热点、难点所在。

有了这种"智"，即理智、才智和睿智，而且要从青少年抓起，那么天下就没有什么难事了。这样一来，戒烟限酒、控制体重、合理膳食、坚持运动、心理平衡、控制高血压、控制糖尿病等等所有问题都会变得十分自然，十分顺畅，水到渠成，顺理成章。这样，我国的各种慢性病总体发病率将能下降50％以上，人均健康寿命再延长10年，达到72.3岁，直逼世界最先进的日本——健康寿命74.5岁。而且医药费和卫生资源消耗将大大下降。如按下降1/3计算，那就等于每年节约5000亿元人民币，而且自己少受罪，儿女少受累，生命质量大大提高，全面的小康社会将早日到来。

信哉，"智者不惑"，真是一"智"千金。

遗传基因决定保健方式

人得病主要有两个原因：一个是内因，是指爸爸妈妈的基因；一个是外因，是指外界的环境因素。

先说内因。一个人得病不得病，长寿还是短命，在一定程度上跟父母的基因有关系，爸爸有糖尿病，妈妈也有糖尿病，那么孩子就容易得糖尿病。爸妈没有病，子女也会得病，但概率会低些。总体上讲，假如爸爸有高血压，妈妈有高血压，生出的小孩45％会有高血压；父母有一个有高血压，小孩有 28％ 的机会得高血压；父母血压正常，孩子会不会得高血压呢？也会，但概率很小，是 3.5％。

因为基因的不同，表面看起来差不多的人，实际上千差万别，你的遗传基因决定你一生的保健方式。

我们可以用动物实验做例子来说明遗传的影响。我们先用小白兔做实验。小白兔应该吃萝卜、青菜，从今天开始让小白兔吃鸡蛋黄拌猪油，鸡蛋黄胆固醇高，猪油动物脂肪多。小白兔吃了 4 个星期后，胆固醇升高，8 个星期后动脉硬化，16 个星期后怎么样了？这只小白兔得了冠心病、心绞痛。

下一个实验，我们再用北京鸭做实验，也让它吃鸡蛋黄拌猪油。可是奇怪，你怎么喂它呀，它的胆固醇也不高，动脉不硬化，喂到老了，它也没有冠心病。咦，那可奇怪了，吃的是一样的，兔子就动脉硬化，鸭子就不会，这是什么道理呢？道理很简单，兔子是兔子，鸭子是鸭子，基因不同，遗传不同啊！所以结果就不同。

人也是一样的，张三一吃肥肉、鸡蛋就胖了，胆固醇高、动脉硬化、心肌梗死。可李四呢，天天吃肥肉，天天吃鸡蛋，天天吃猪肝，想吃什么吃什么，可是人家胆固醇不高，也没有动脉硬化。为什么呢？道理很简单，因为张三属于兔子型的，李四属于鸭子型的。你要是兔子型就倒霉，你要是鸭子型呢，就运气，各位不服不行啊。

人和人的心理耐受能力、精神、性格和意志等各方面都不一样，所以人和人千差万别，这是内因不同。

我的健康我做主

虽然我们不能选择基因，但却能够选择健康。据世界卫生组织报告，健康有四大决定因素：第一是内因，即父母的遗传因素，占15％；第二是外界环境因素，其中社会环境占10％，自然环境占7％，共占17％，即内因外因共占32％；第三是医疗条件占8％；第四是个人生活方式的影响占60％。

因此，在我们能够控制的后两种条件中，个人生活方式的因素占68％中的60％，即约九成。美国社会福利局报告：采用医疗方法，花费数百至上千亿美元可以减少10％的过早死亡，而用养生预防方法，不用花多少钱，就可以减少 70％ 的过早死亡。

另外，科学养生和保健可以使高血压发病率减少 55％，中风减少 75％，糖尿病减少 50％，肿瘤减少 33％，更能使健康寿命延长 10 岁，生活质量也会大大提高。新的研究表明，中年注意养生的人（指零危险因素），与不注意养生的人（有 1～4 项危险因素）相比，老年期 65 岁以上所花的医疗费仅为后者的 1/3～1/2，同时住院次数也大大减少。在这样的一组数据对比中，那些总是称自己忙的人，还有理由不预防、不保健吗？

学会慢生活

在美国，有一个有趣的协会，叫"放慢时间协会"，这个协会在全球已经拥有 700 多个会员。会员们的一项重要工作，就是手拿秒表，观察路人，如果发现有人不到 30 秒钟就走了 50 米以上，他们就会上前给予"劝导"，让其放慢脚步，不要着急。

他们之所以这样做，是因为他们认为，当代人的生活已被束缚在"毫微秒文化"中了；从瓦特发明蒸汽机、哈格里夫发明织布机开始，人们的生活就没有再慢下来。人们的时间被切分到最小，一周7天每天24小时不停运作，日常生活被忙碌和焦虑充斥。这种毫微秒文化发展到极致，人的身心超负荷运转，长期处于亚健康状态，健康就会受到严重损害。

难怪英国时间研究专家格斯勒说，我们正处于一个把健康变卖给时间和压力的时代。霍金也说，人类是唯一被时间束缚的动物。自从人类步入现代工业时代，人们就像蚂蚁一样忙忙碌碌，有的人可能一边举着高脚杯姿态优雅地参加朋友的宴会，一边脑子却在想这该死的宴会什么时候结束，还有一大堆工作等着要做呢。

当快节奏的生活成为生存所必须适应的规定模式，也许在人们的心底，对脚步不再匆忙、生活舒缓安逸的渴望已如山花般灿烂。所以，当"慢生活"的概念在1989年一出现，便迅速震动世界影响至今。如今，欧美国家越来越多的人正投入到一场名为"抵制做时间奴隶"的运动中，哲学家和心脏病学家是倡导"慢生活"理念的最主要人群。在他们的影响下，人们开始对紧张忙碌的现代生活进行反思，讨论"慢节奏"生活的价值。

其实，适时地"刹车"是为了走得更远。不要把工作时间都安排得满满的，而要从"早7点、晚11点"的紧张生活中解放出来，经常有计划地拿出整块的时间来做运动，给自己慢慢做一顿好饭、看喜欢的书、给花浇水，甚至只是坐着发呆，都是一种自我调节，人们可以在这些平凡的细节中感受到生活的幸福。

怎样获得"慢生活"呢？不妨从慢慢吃开始，抑制生活快节奏。这是国际慢餐协会对忙碌的现代人提出的忠告。国际慢餐协会是一个源于意大利，提倡放慢节奏，注重生活质量的协会。

学会"慢生活"，还可以从运动开始。慢式运动能提高生活品质，那种形式上的慢速度、慢动作，所带来的是内心本质放缓。如今，无论是忙碌的美国还是在浪漫的澳洲，一种"每天1万步"的健身方式相当流行。医学研究表明，每天步行1小时以上的男子，心脏局部缺血的发病率只是很少参加运动者的1/4。

放慢生活的脚步吧，你会发现生活变得更加美好。

健康要从娃娃抓起

人们关注的不应是疾病而应是健康，我们都健康不得病，个人少受罪，家人少受累，节省医药费，还能造福全社会。

据北京的一项调查，北京人平均得 6 种慢性病：高血压、高血脂、脂肪肝、心脏病、冠心病、癌症，再加上前列腺肥大、青光眼、糖尿病、白内障、骨质疏松，可以说一身是病。

最近更是不得了，据流行病学调查，发现小学生肥胖、高血压；中学生得了脂肪肝、动脉硬化；儿童得了成人病，青年得了老年病。当前的情况是，提前得病，提前衰老，提前残废，提前死亡，已成为普遍现象。现在糖尿病、高血压患者越来越年轻化了。我们大院里有一个孩子，小学六年级体重 198 斤，初中二年级脂肪肝连着动脉硬化，这样下去啊，真是灾难。

所以，健康应该从娃娃抓起，让孩子从小就按照科学的生活方式生活，不要提前得病，提前残废，提前衰老，提前死亡。让我们都能够健康七八九，百岁不是梦。我们健康了，个人少受罪，家人少受累，节省医药费，还造福全社会。何乐而不为呢？